GUIDELINES FOR THE MANAGEMENT OF
GLUCOCORTICOID-INDUCED OSTEOPOROSIS 2023

グルココルチコイド誘発性
骨粗鬆症の管理と治療の
ガイドライン 2023

［編集］
一般社団法人日本骨代謝学会　グルココルチコイド誘発性骨粗鬆症の管理と治療の
ガイドライン作成委員会（委員長　田中良哉）

南 山 堂

Clinical Question（CQ）一覧

ガイドライン作成組織

（所属はガイドライン作成に関与していた期間のもの）

1. 作成主体

一般社団法人日本骨代謝学会　グルココルチコイド誘発性骨粗鬆症の管理と治療の
ガイドライン作成委員会（委員長　田中良哉）

2. 診療ガイドライン統括委員会

委員長　**福 本 誠 二**　日本骨代謝学会　理事長（徳島大学先端酵素学研究所
　　　　　　　　　　　　　分子内分泌学研究分野　特任教授）

委員　　**田 中 　 栄**　日本骨代謝学会　監事（東京大学医学部附属病院　病院長／
　　　　　　　　　　　　　東京大学大学院整形外科学　教授）

委員　　**田 中 良 哉**　日本骨代謝学会　理事（産業医科大学医学部第 1 内科学講座　教授）

3. グルココルチコイド誘発性骨粗鬆症の管理と治療のガイドライン作成委員会（五十音順）

委員長　**田 中 良 哉**　産業医科大学医学部第 1 内科学講座　教授

委員　　**大 薗 恵 一**　大阪大学大学院医学系研究科小児科学　教授

委員　　**岡 田 洋 右**　産業医科大学病院臨床研究推進センター　センター長／診療教授

委員　　**宗 圓 　 聰**　そうえん整形外科骨粗しょう症・リウマチクリニック　院長

委員　　**田 中 郁 子**　医療法人 IRO 名古屋膠原病リウマチ痛風クリニック　理事長

委員　　**田 中 　 栄**　東京大学医学部附属病院　病院長／東京大学大学院整形外科学　教授

委員　　**寺 内 公 一**　東京医科歯科大学大学院医歯学総合研究科
　　　　　　　　　　　　　茨城県地域産科婦人科学講座（寄附講座）　教授

委員　　**中 山 久 徳**　そしがや大蔵クリニック　院長

委員　　**平 田 信太郎**　広島大学病院リウマチ・膠原病科　教授

委員　　**藤 原 佐枝子**　安田女子大学保健センター　センター長／
　　　　　　　　　　　　　同・薬学部薬学科　教授

4. システマティックレビューチーム（五十音順）

委員　　**伊 東 伸 朗**　東京大学医学部附属病院腎臓・内分泌内科　特任講師／
　　　　　　　　　　　　　同・骨粗鬆症センター　副センター長

委員　　**井 上 玲 子**　帝京大学ちば総合医療センター第三内科　講師

委員　　**上 野 匡 庸**　産業医科大学医学部第 1 内科学講座

委員　　**大久保直紀**　株式会社麻生飯塚病院

委員　　**蛯 名 耕 介**　大阪大学大学院医学系研究科運動器再生医学共同研究講座
　　　　　　　　　　　　　特任准教授

委員　　**大 幡 泰 久**　大阪大学大学院医学系研究科小児科学

委員　　**北 島 百合子**　長崎大学病院産婦人科　講師

委員　　**窪 田 拓 生**　大阪大学大学院医学系研究科小児科学　准教授

委員　　**髙 士 祐 一**　福岡大学医学部内分泌・糖尿病内科学講座　講師

委員　　**山 内 美 香**　栄宏会小野病院骨代謝疾患研究所内分泌代謝内科

発刊にあたって

　グルココルチコイドは主に副腎皮質から分泌され，生理的代謝を調節してホメオスタシスを維持する内在性ホルモンです．合成グルココルチコイド（ステロイド薬）は，強力な抗炎症作用と免疫抑制作用を有し，自己免疫疾患，移植拒絶反応など多くの疾患の治療に汎用されます．しかし，合成グルココルチコイドは内在性グルココルチコイドと共通の核内受容体と結合するため，共通のシグナル伝達を介して糖，脂質，骨等の代謝異常を惹起します．

　合成グルココルチコイドによる骨代謝異常症はグルココルチコイド誘発性骨粗鬆症（ステロイド性骨粗鬆症）と呼ばれます．本薬剤の処方による副作用の 1/4 を占め，30〜50％に骨折を生じて QOL を著しく低下させます．発症は，グルココルチコイド投与量・期間に依存するため，本薬剤の適応は慎重に判断されるべきであり，また，原疾患の病態に応じてできる限り少量で投与開始し，速やかに減量，中止すること，適切な管理と治療が推奨されます．

　日本骨代謝学会では，2004 年に『ステロイド性骨粗鬆症の管理と治療のガイドライン』を策定しました．2014 年改訂版では，日本人のエビデンスに基づきグルココルチコイドを 3ヵ月以上使用中か使用予定の患者で，18 歳以上の男女では一般的指導に加えて，既存骨折，年齢，グルココルチコイド量，骨密度を危険因子として点数評価し，3 点以上ならば治療介入が推奨されました．簡便なアルゴリズムが評価され，日常臨床で幅広く使用されています．

　その後，本疾患の治療薬に関する膨大なエビデンスが蓄積してきました．そこで，本学会のグルココルチコイド性骨粗鬆症の管理と治療ガイドライン改訂委員会では，治療薬剤を重点的に見直すために，GRADE 法に沿って 17 のクリニカルクエスチョンを設定し，システマティックレビュー，デルファイ法を行って，それぞれのエビデンスレベル，推奨文，推奨度，同意度を策定し，Minds に準拠したエビデンス度の高い治療ガイドラインを作成しました．

　『グルココルチコイド誘発性骨粗鬆症の管理と治療のガイドライン 2023』では，グルココルチコイド使用予定および使用中で，危険因子が 3 点以上の患者に対しては，ビスホスホネート製剤（内服，注射剤），抗 RANKL 抗体，PTH1 受容体作動薬，活性型ビタミン D 薬，または SERM の使用が推奨されています．また，高齢者では骨折予防および治療のためにグルココルチコイド投与と同時に治療薬介入が推奨されます．この診療ガイドラインによって，患者の皆様が適切な診療を受けることができればと祈念しています．

2023 年 6 月

一般社団法人日本骨代謝学会　グルココルチコイド誘発性骨粗鬆症の
管理と治療のガイドライン作成委員会　委員長

田 中 良 哉

ガイドライン作成について

　日本骨代謝学会では，2004 年に『ステロイド性骨粗鬆症の管理と治療ガイドライン』を策定し，2014 年改訂版では，日本人のエビデンスに基づきグルココルチコイド（GC）を 3 ヵ月以上使用中か使用予定の患者で，18 歳以上の男女では一般的指導に加えて，既存骨折，年齢，GC 量，骨密度を危険因子として点数評価し，3 点以上ならば治療介入を推奨した．骨粗鬆症薬の開発，本疾患に対する薬剤の評価が精力的になされ，膨大なエビデンスが蓄積してきた．そこで，本学会グルココルチコイド誘発性骨粗鬆症の管理と治療のガイドライン改訂委員会では，本疾患の診療のエキスパートがこれらの科学的根拠を基に合議的会議を経て，現状での最善の診療法，治療法の推奨を作成する目的で，GRADE 法に沿って 17 のクリニカルクエスチョン（CQ）を設定し，システマティックレビューを行った．2000 年以降の PubMed および Scopus のデータベースを用いて文献検索を実施し，Minds 診療ガイドライン作成マニュアル2020 ver.3.0 に準拠し，エビデンスレベルを 4 段階で評価した．さらに，設定した 17の CQ に対してデルファイ法を実施し，それぞれのエビデンスレベル，推奨度，同意度を策定し，推奨文の作成を完了した．その後，診療ガイドライン統括委員会による内部評価を経て，日本骨代謝学会会員に 1 ヵ月間パブリックコメントを求めた．その結果，本ガイドラインでは，GC 使用予定および使用中で，危険因子が 3 点以上の患者に対しては，ビスホスホネート製剤（経口，注射剤），抗 RANKL 抗体，PTH1 受容体作動薬，活性型ビタミン D，または SERM の使用が推奨された．このたび，『グルココルチコイド誘発性骨粗鬆症の管理と治療のガイドライン 2023』として発刊し，今後，広く周知する予定である．

Ⅰ. 作成組織・作成方針

A. 作成組織

1.1　作成主体

　一般社団法人日本骨代謝学会グルココルチコイド誘発性骨粗鬆症の管理と治療のガイドライン作成委員会（委員長　田中良哉）

1.2　役　割

　ガイドライン作成の流れに伴う，診療ガイドライン統括委員会，診療ガイドライン作成委員会，システマティックレビューチームの役割を図 1 に示す．

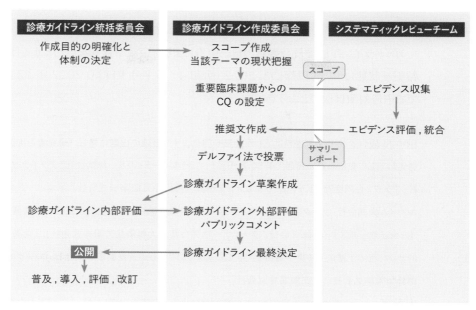

図 1 ガイドライン作成の流れ

B. 作成経過

2.1 作成方針

　『グルココルチコイド誘発性骨粗鬆症の管理と治療のガイドライン 2023』は，Minds 診療ガイドライン作成マニュアルに準拠し，診療上重要度の高い医療行為についてエビデンスに基づく医療を提供するために，リスクとベネフィットのバランスを考慮して，患者と医療者の意思決定を支援するために最適と考える推奨を提示することを目的とした．各項目について CQ 形式で作成し，一般臨床医が現場ですぐに理解し実践できる実用性の高いガイドラインの完成と，その後の普及を目指して作成した．骨粗鬆症診療が専門ではない一般の医師向けにも理解できるよう配慮し，幅広く理解できるように努めた．また，すべてのグルココルチコイド誘発性骨粗鬆症（GIOP）患者が同様に適切な診療を受けられるような標準化医療の判断材料を提供するガイドラインを目指して作成した．

2.2 使用上の注意

　利用方法としては，GIOP の標準的な診療を行うための判断材料となる．ただし，本文の推奨を実際に実践するか否かの最終判断は利用者が行うべきものである．したがって，最終結果に対する責任は利用者に帰属する．

2.3 利益相反（COI）

　ガイドライン作成委員会委員の自己申告により，企業や営利を目的とする団体との利益相反状態について確認した．2022（令和 4）年 1 月 1 日より 2022 年 12 月 31 日までで申告対象は次のとおりである．

田中良哉：[企業や営利を目的とした企業や団体より，会議の出席に対し，研究者を拘束した時間・労力に対して支払われた日当（年 50 万円超）：　日本イーライリリー株式会社，アストラゼネカ株式会社，アッヴィ合同会社，ギリアド・サイエンシズ株式会社，中外製薬株式会社，日本ベーリンガーインゲルハイム株式会社，グラクソスミスクライン株式会社，エーザイ株式会社，大正製薬株式会社，ブリストル・マイヤーズスクイブ株式会社，ファイザー株式会社，大鵬薬品工業株式会社]，[企業や営利を目的とした団体が提供する奨学寄付金（年 100 万円超）：　田辺三菱製薬株式会社，エーザイ株式会社，中外製薬株式会社，大正製薬株式会社]

大薗恵一：[企業や営利を目的とした企業や団体より，会議の出席に対し，研究者を拘束した時間・労力に対して支払われた日当（年 50 万円超）：　協和キリン株式会社，アレクシオンファーマ合同会社，ファイザー株式会社]，[企業や営利を目的とした団体が提供する奨学寄付金（年 100 万円超）：　なし]

岡田洋右：[企業や営利を目的とした企業や団体より，会議の出席に対し，研究者を拘束した時間・労力に対して支払われた日当（年 50 万円超）：　日本イーライリリー株式会社]，[企業や営利を目的とした団体が提供する奨学寄付金（年 100 万円超）：　なし]

宗圓　聰：[企業や営利を目的とした企業や団体より，会議の出席に対し，研究者を拘束した時間・労力に対して支払われた日当（年 50 万円超）：　旭化成ファーマ株式会社，アステラス製薬株式会社，アムジェン株式会社，第一三共株式会社，中外製薬株式会社]，[企業や営利を目的とした団体が提供する奨学寄付金（年 100 万円超）：　なし]

田中郁子：[企業や営利を目的とした企業や団体より，会議の出席に対し，研究者を拘束した時間・労力に対して支払われた日当（年 50 万円超）：　なし]，[企業や営利を目的とした団体が提供する奨学寄付金（年 100 万円超）：　なし]

田中　栄：[企業や営利を目的とした企業や団体より，会議の出席に対し，研究者を拘束した時間・労力に対して支払われた日当（年 50 万円超）：　第一三共株式会社，帝人ファーマ株式会社，旭化成ファーマ株式会社，アムジェン株式会社]，[企業や営利を目的とした団体が提供する奨学寄付金（年 100 万円超）：　帝人ファーマ株式会社，旭化成ファーマ株式会社，中外製薬株式会社，エーザイ株式会社]

寺内公一：[企業や営利を目的とした企業や団体より，会議の出席に対し，研究者を拘束した時間・労力に対して支払われた日当（年 50 万円超）：　富士製薬工業株式会社，大塚製薬株式会社，アステラス製薬株式会社]，[企業や営利を目的とした団体が提供する奨学寄付金（年 100 万円超）：　なし]

中山久徳：[企業や営利を目的とした企業や団体より，会議の出席に対し，研究者を拘束した時間・労力に対して支払われた日当（年 50 万円超）：　なし]，[企業や営利を目的とした団体が提供する奨

学寄付金（年 100 万円超）：　なし］

平田信太郎：［企業や営利を目的とした企業や団体より，会議の出席に対し，研究者を拘束した時間・労力に対して支払われた日当（年 50 万円超）：　日本イーライリリー株式会社，アッヴィ合同会社，ギリアド・サイエンシズ株式会社，旭化成ファーマ株式会社］，［企業や営利を目的とした団体が提供する奨学寄付金（年 100 万円超）：　なし］

藤原佐枝子：［企業や営利を目的とした企業や団体より，会議の出席に対し，研究者を拘束した時間・労力に対して支払われた日当（年 50 万円超）：　なし］，［企業や営利を目的とした団体が提供する奨学寄付金（年 100 万円超）：　なし］

伊東伸朗：［企業や営利を目的とした企業や団体より，会議の出席に対し，研究者を拘束した時間・労力に対して支払われた日当（年 50 万円超）：　なし］，［企業や営利を目的とした団体が提供する奨学寄付金（年 100 万円超）：　なし］

井上玲子：［企業や営利を目的とした企業や団体より，会議の出席に対し，研究者を拘束した時間・労力に対して支払われた日当（年 50 万円超）：　なし］，［企業や営利を目的とした団体が提供する奨学寄付金（年 100 万円超）：　なし］

上野匡庸：［企業や営利を目的とした企業や団体より，会議の出席に対し，研究者を拘束した時間・労力に対して支払われた日当（年 50 万円超）：　なし］，［企業や営利を目的とした団体が提供する奨学寄付金（年 100 万円超）：　なし］

蛯名耕介：［企業や営利を目的とした企業や団体より，会議の出席に対し，研究者を拘束した時間・労力に対して支払われた日当（年 50 万円超）：　アムジェン株式会社，アッヴィ合同会社，エーザイ株式会社，ファイザー株式会社，旭化成ファーマ株式会社，小野薬品工業株式会社，大正製薬株式会社，第一三共株式会社，中外製薬株式会社，田辺三菱製薬株式会社，日本イーライリリー株式会社］，［企業や営利を目的とした団体が提供する奨学寄付金（年 100 万円超）：　アッヴィ合同会社］

大久保直紀：［企業や営利を目的とした企業や団体より，会議の出席に対し，研究者を拘束した時間・労力に対して支払われた日当（年 50 万円超）：　なし］，［企業や営利を目的とした団体が提供する奨学寄付金（年 100 万円超）：　なし］

大幡泰久：［企業や営利を目的とした企業や団体より，会議の出席に対し，研究者を拘束した時間・労力に対して支払われた日当（年 50 万円超）：　なし］，［企業や営利を目的とした団体が提供する奨学寄付金（年 100 万円超）：　なし］

北島百合子：［企業や営利を目的とした企業や団体より，会議の出席に対し，研究者を拘束した時間・労力に対して支払われた日当（年 50 万円超）：　なし］，［企業や営利を目的とした団体が提供する奨学寄付金（年 100 万円超）：　なし］

窪田拓生：［企業や営利を目的とした企業や団体より，会議の出席に対し，研究者を拘束した時間・労力に対して支払われた日当（年 50 万円超）：　なし］，［企業や営利を目的とした団体が提供する奨学寄付金（年 100 万円超）：　帝人ファーマ株式会社］

髙士祐一：［企業や営利を目的とした企業や団体より，会議の出席に対し，研究者を拘束した時間・労力に対して支払われた日当（年50万円超）： 協和キリン株式会社］，［企業や営利を目的とした団体が提供する奨学寄付金（年100万円超）： なし］

山内美香：［企業や営利を目的とした企業や団体より，会議の出席に対し，研究者を拘束した時間・労力に対して支払われた日当（年50万円超）： 旭化成ファーマ株式会社，帝人ヘルスケア株式会社］，［企業や営利を目的とした団体が提供する奨学寄付金（年100万円超）： なし］

2.4 作成資金

　本ガイドライン作成において，システマティックレビューに要した費用，その他，交通費，会議費，弁当代，茶菓子代などは，一般社団法人日本骨代謝学会から拠出した．作成委員への報酬は支払われていない．ガイドライン作成過程で，ガイドラインに扱われる製薬企業や医療機器製造，販売企業など利害関係の生じる危険性のある団体からの資金提供は受けていない．

2.5 組織編成

　p.iv「ガイドライン作成組織」参照．

2.6 作成工程

　GIOP の疾患全般に関して，17 の CQ を設定し，システマティックレビューを行った．各 CQ に対して，PICO*，さらに，PICO 要素に対するキーワードを設定し，検索ワードとして用いて検索式を作成した．検索を依頼した株式会社インフロント・メディカル・パブリケーションズにおいて，2000 年以降の PubMed および Scopus のデータベースを用いて文献検索リストを作成した．

　システマティックレビューチームでは，文献検索リストを活用して各文献の一次スクリーニング（タイトル・抄録）および二次スクリーニング（全文）を各班 2 名で独立して行い，最終的に採用された論文について所定のバイアスリスク評価に基づくエビデンスレベルの判定と推奨度・推奨文案を含むサマリー作成を行い，ガイドライン作成委員会に提出した．その際，Minds 診療ガイドライン作成マニュアル 2020 ver.3.0 に準拠し，エビデンスレベルを A（強），B（中），C（弱），D（とても弱い）の 4 段階で評価した．量的評価（メタアナリシス）を行うに十分なエビデンスは得られない場合には，narrative review に基づく推奨文を作成した．

　ガイドライン作成委員会では，推奨度分類に関しては，Minds の診療ガイドラインの

---

* Patient（対象となる患者に），Intervention（どのような介入をしたら），
　Comparison（対照群と比較して），Outcome（どのような結果になるか）

推奨度分類を用いて評価した.

　　　推奨度 1：行うことを強く推奨する
　　　推奨度 2：行うことを弱く推奨する（提案する）
　　　推奨度 3：行わないことを弱く推奨する（提案する）
　　　推奨度 4：行わないことを強く推奨する

　一般的に推奨度はエビデンスレベルに基づいて決定され，エビデンスレベルの高い臨床試験や学術論文に基づいた検査法や治療法は推奨度が高くなる．したがって，エビデンスレベルを推奨度分類と対比することとした.

　一方，Minds の診療ガイドライン作成の手引きにあるように，エビデンスの強さがそのまま推奨の強さになるわけではない．また，合意形成のための会議が行われ，偏りのない決定方法により推奨や推奨度が決定されることが望ましいとされている．エビデンスレベルの低さを補うためにも，ガイドライン作成委員会においてデルファイ法にて 9 点満点で投票を行い，8.0 点以上を採用基準とし，採用となるまで推奨文の修正を行った．さらに，同委員会では，推奨文に関する文献抽出過程，背景，解説，科学的根拠のまとめ，文献を作成した.

II . スコープ

A. 疾患トピックの基本的特徴

1.1　臨床的特徴

　副腎皮質から分泌される GC は，ホメオスタシスを維持する内在性ホルモンである．合成 GC は強力な抗炎症作用と免疫抑制作用を有し，自己免疫疾患など幅広い領域の多様な疾患の治療に汎用されるが，内在性 GC と共通の核内受容体との結合を介して糖，脂質，骨，血管などの代謝異常を惹起する．合成 GC による骨代謝異常症は，グルココルチコイド誘発性骨粗鬆症（GIOP；ステロイド性骨粗鬆症）と呼ばれる．合成 GC は，間葉系幹細胞から骨芽細胞への分化を抑制し，骨芽細胞や骨細胞にアポトーシスを誘導して骨基質の産生を抑制して骨量を低下させる．それと同時に，直接的および二次性副甲状腺機能亢進を介して破骨細胞の成熟・活性化を促進して，顕著な骨代謝異常，GIOP を引き起こす.

　GIOP による脆弱性骨折は，骨密度が正常でも治療開始後早期から生じる症例も少なくなく，小児から高齢者までどの年齢でも生じる．骨量減少は投与量に依存するが，安全域はなく少量の GC でも骨粗鬆化は必発する．合成 GC の投与開始から 3~6ヵ月

後までに骨粗鬆化が急速に進行し，脆弱性骨折率も高くなる．プレドニゾロン（PSL）換算 5 mg/日以上の合成 GC を 3 ヵ月以上内服すると骨折率は 50％増加し，長期使用患者の 30〜50％に骨折が発生する．関節リウマチ（RA）患者で合成 GC を併用すると，非併用の患者に比べて 2 年間で骨密度の低下が 2.6 倍になる．

　骨粗鬆化は，BMI 低値，疾患活動性，高齢，臥床，機能障害，閉経，臓器障害などの要因により助長される．また，海綿骨と皮質骨の双方の骨量が減少し，椎体のみならず長管骨でも骨折が生じる．さらに，骨質も顕著に劣化し，骨量が正常でも骨折する症例，骨折後に骨粗鬆症が診断される症例も少なくない．脆弱性骨折を生じると激しい疼痛が起こり，原発性骨粗鬆症に伴う骨折よりも程度が強いとされ，長期的に QOL を著しく損なう．また，腰椎に加えて胸椎に骨折が生じやすい傾向にあり，QOL 低下を助長する．さらに，合成 GC による筋力低下，サルコペニアは高頻度の副作用の一つであり，四肢や臀部を中心とした筋骨格系の全般的な脆弱化に伴い骨の支持力が低下し，転倒，骨折のリスクを増大させる．

1.2　疫学的特徴

　GIOP の患者数は，診断基準が存在しないため算出根拠は不詳であるが，国際的には，ほぼ確実に骨粗鬆化が進行する 3 ヵ月以上の長期間の経口 GC 服用患者数を代用する傾向にある．成人の約 0.7〜1.2％が経口 GC を長期間使用し，年齢とともに増加する．調査によってはさらに高い数値も報告される．全米健康・栄養調査のデータを用いた検討では，1999 年から 2008 年の経口 GC 使用の加重有病率は 1.2％で，米国の約 251 万人に相当する．基礎疾患は，RA（20％），全身性エリテマトーデス，多発性硬化症，結節性多発動脈炎，シェーグレン症候群などの自己免疫疾患（13％），慢性呼吸不全（13％），喘息（10％），炎症性腸疾患（8％）である．

　わが国の成人人口からは約 100 万人の患者数と概算される．伊木らの健康保険請求データベースを用いた検討では，2012 年から 2018 年に 90 日間以上 GC を処方され，その後 360 日間骨粗鬆症管理のためにフォローアップされた 50 歳以上の約 62 万例のうち，2014 年の診療ガイドラインのリスクスコアを満たす患者は女性が 52.4％を占めた．男性の 33.7％，女性の 55.3％に，GC 療法の初期 90 日間に骨粗鬆症治療が介入されていた．

　長期間 GC 療法を受けている患者の 30％〜50％に骨折が認められる．van Staa らは，長期 GC 服用者の 40％が無症状を含む椎体骨折を有し，椎体骨折リスクは約 3 倍，大腿骨近位部骨折リスクは約 2 倍で，椎体骨折のリスクは PSL 換算 1 日 2.5 mg 未満の患者でも 1.55 と 55％増加し，1 日 7.5 mg 以上の使用群で 5.18 へと上昇し，用量依存性を示した．また，PSL 15 mg 以上の高用量，長期間，継続的な使用

の複合効果により，大腿骨近位部骨折のリスクが7倍，椎体骨折のリスクが17倍となる．英国の一般診療データベースを用いた40歳以上でGCによる治療を受けている患者を対象とした調査では，1日の投与量がPSL 30 mg以上で累積曝露量が5 g以上の患者では，大腿骨近位部骨折の相対リスクは3.13，椎体骨折では14.42と著明に高値である．

1.3 疾患トピックの全体的な流れ

本ガイドラインでは，GIOPの薬物治療開始基準として『ステロイド性骨粗鬆症の管理と治療ガイドライン：2014年改訂版』のスコアカットオフ値を用いることが推奨された（図2）．すなわち，合成GCを3ヵ月以上使用中か使用予定の18歳以上の患者で，投与量や投与期間にかかわらず一般的指導が推奨される．その上で，既存骨折，年齢，合

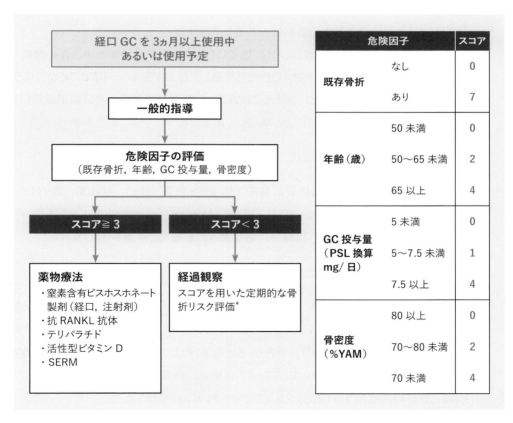

図2 診療アルゴリズム

2014年改訂版で決定したスコアカットオフ値を用いた2023年版のアルゴリズム．

GC：グルココルチコイド，RANKL：receptor activator of nuclear factor-kappa B ligand，SERM：選択的エストロゲン受容体モジュレーター，PSL：プレドニゾロン，YAM：young adult mean
*6ヵ月から1年ごとの腰椎単純X線撮影，骨密度測定

成 GC 量，骨密度を危険因子として点数評価し，3 点以上ならば薬物療法の介入が推奨される．治療薬としては，窒素含有ビスホスホネート製剤（経口，注射剤），抗 RANKL 抗体，PTH1 受容体作動薬，活性型ビタミン D，または SERM の使用が推奨される．3 点未満でも腰椎単純 X 線撮影，骨密度測定を半年から 1 年ごとに定期的に実施して経過観察をし，GC 投与量の変化も考慮して定期的に骨折危険因子を数値で評価する．

B. 診療ガイドラインがカバーする内容に関する事項

本ガイドラインがカバーする範囲は，GIOP の疫学，臨床，病態の理解，管理と治療とし，疾患全般とした．

2.1　スコープ

スコープは下記のように設定した．
1）GIOP の的確な薬物治療開始の基準を議論する
2）GC 使用予定（使用 3ヵ月以内）の患者において，骨密度増加効果，骨折抑制効果に有用性のある薬剤を GRADE 法に準拠して提案する
3）GC 使用中（3ヵ月以上）の患者において，骨密度増加効果，骨折抑制効果に有用性のある薬剤を GRADE 法に準拠して提案する

2.2　アウトカム

アウトカムとしては，脆弱性骨折発症，骨密度・骨質，死亡，継続率，高/低カルシウム血症，高カルシウム尿症，ADL，QOL，MRONJ*，非定型骨折，手術数，妊孕性，認容性，労働生産性，離職率，原疾患への影響などが列挙された．

C. システマティックレビューに関する事項

GIOP の疾患全般に関して，17 の CQ のうち，1~6 は疫学，臨床，病態，治療開始基準について，7~13 は GC 使用予定（使用 3ヵ月以内）の患者，GC 使用中（3ヵ月以上）の患者の双方において，骨密度増加効果，および骨折抑制効果を最重要アウトカムとして薬剤の有効性について，14~17 は小児，高齢者，妊娠可能年齢女性での管理，外科的治療についてとし，システマティックレビューを行った．

『グルココルチコイド誘発性骨粗鬆症の管理と治療のガイドライン 2023』では，GIOP 患者のうち 30~50％に骨折を生じて QOL を著しく低下させるため，本症の適切な管

---

* 薬剤関連顎骨壊死 madication-related osteonecrosis of the jaw

理と治療を行うことが推奨された．GIOP の薬物治療開始基準として『ステロイド性骨粗鬆症の管理と治療ガイドライン：2014 年改訂版』のスコアカットオフ値を用いることが推奨された．すなわち，GC 使用予定および使用中で，危険因子が 3 点以上の患者に対しては，治療介入が推奨される．治療としては，窒素含有ビスホスホネート製剤（経口，注射剤），抗 RANKL 抗体，テリパラチド，活性型ビタミン D，または SERM については，骨密度の増加効果や骨折予防効果のエビデンスがあり使用が推奨された．また，高齢者では骨折予防および治療のために GC 投与と同時に治療薬介入が推奨され，小児ではビスホスホネート製剤の使用が提案されたが，妊婦・授乳婦に対しは，本目的でのビスホスホネート製剤，抗 RANKL 抗体，PTH1 受容体作動薬を投与しないことが推奨された．また，本疾患に起因する脆弱性骨折に対する外科的治療に関しては，原発性骨粗鬆症に準じた治療法が推奨された．

D. 推奨作成から公開に向けた最終調整，導入方針まで

　　本ガイドラインは，一般社団法人日本骨代謝学会グルココルチコイド誘発性骨粗鬆症の管理と治療のガイドライン作成委員会のプロジェクトとして作成された．現時点までに蓄積されてきた本疾患の診療データや科学的根拠をもとに本疾患の診療のエキスパートが合議的会議を経て現状での最善の診療法，治療法を推奨して記載したものである．しかしながら，多岐にわたる GIOP 患者のすべての臨床経過を網羅しているとはいえず，日本骨代謝学会を通じて広くパブリックコメントを求め，それらを反映して刊行するものである．また，日進月歩の医学の進歩にガイドラインが取り残されないように，本ガイドラインは定期的に改訂していく予定である．

本書で使用する用語について

　副腎皮質ステロイドにはグルココルチコイド，ミネラルコルチコイド，アンドロゲンなどがあり，グルココルチコイドは視床下部－下垂体前葉系から副腎皮質刺激ホルモンの刺激を受けて分泌され，糖，脂質，骨などの生理的代謝を調節して生体のホメオスタシスを維持する．ステロイドホルモンとは，ステロイド骨格を有する脂溶性ホルモンの総称で，グルココルチコイド，ミネラルコルチコイド，アンドロゲン，エストロゲン，プロゲステロンなどが含まれ，広義にはビタミン D やコレステロールなどのステロールを含む．強力な抗炎症作用，免疫抑制作用などの薬理作用を有する薬剤は合成グルココルチコイドを指し，ステロイド薬は俗称のため国際的には学術用語としては使用されない．よって，国際表記に従って，「グルココルチコイド誘発性骨粗鬆症（ステロイド性骨粗鬆症）」として，ステロイド薬ではなく，合成グルココルチコイドまたはグルココルチコイドと記載することにした．

本書で頻用する略語

ACR	American College of Rheumatology	米国リウマチ学会
BMD	bone mineral density	骨密度
CCT	clinical controlled trial	比較臨床試験
FRAX®	fracture risk assessment tool	骨折リスク評価ツール
GC	glucocorticoid	グルココルチコイド
GIOP	glucocorticoid-induced osteoporosis	グルココルチコイド誘発性骨粗鬆症
mPSL	methylprednisolone	メチルプレドニゾロン
PSL	prednisolone	プレドニゾロン
PTH	parathyroid hormone	副甲状腺ホルモン
RA	rheumatoid arthritis	関節リウマチ
RCT	randomized controlled trial	ランダム化比較試験
SERM	selective estrogen receptor modulator	選択的エストロゲン受容体モジュレーター
SLE	systemic lupus erythematosus	全身性エリテマトーデス
SUCRA	surface under the cumulative ranking	累積順位曲線下面積比

目　次

01 グルココルチコイド誘発性骨粗鬆症の患者数，QOL や予後は？

推 奨

グルココルチコイド誘発性骨粗鬆症（GIOP）の患者数は成人の 0.7〜1.2% であり，そのうち 30〜50% に骨折を生じて QOL を著しく低下させるため，本症の適切な管理と治療を強く推奨する．　　□ エビデンスレベル：A　□ 推奨度：1　□ 同意度：9.0

■ 文献抽出過程

　　PubMed および Scopus のデータベースを用いて文献検索を実施し，グルココルチコイド誘発性 glucocorticoid-induced またはステロイド誘発性 steroid-induced と骨粗鬆症 osteoporosis または骨折 fracture，ならびにグルココルチコイド誘発性骨粗鬆症（GIOP）を含む 2000 年以降の論文として 1,519 報が抽出された．そのうち，患者数，QOL や予後など疫学に関する推奨文作成の対象文献として 29 報を一次スクリーニング対象とした．CQ に適合しない文献を除外してスクリーニングを実施し，7 論文が二次スクリーニングの対象となり，8 件の総説などを加えて推奨文作成の対象文献として採用した．コホート研究や大規模横断研究およびわが国における疫学調査や患者統計結果を総合し，narrative review として記載した．

■ 背 景

　　副腎皮質から分泌されるグルココルチコイド（GC）は，糖，脂質，骨などの生理的代謝を調節し，ホメオスタシスを維持する内在性ホルモンである．合成 GC は副腎皮質ステロイド薬ともいわれ，強力な抗炎症作用と免疫抑制作用を有し，自己免疫疾患など幅広い領域の多様な疾患の治療に汎用されるが，同時に，内在性 GC と共通の核内受容体との結合を介して骨，糖，脂質，血管などの代謝異常を誘発する．合成 GC により誘導された骨代謝異常症は，"グルココルチコイド誘発性骨粗鬆症（GIOP；ステロイド性骨粗鬆症）"と呼ばれる．本症は，処方された薬剤により生じた副作用であるが，高頻度に発症して副作用の 1/4 を占めると同時に，骨粗鬆化に伴う脆弱性骨折によって QOL を著しく損なう[1-6]．

　　GIOP による脆弱性骨折は，治療開始後早期から骨密度が正常でも生じる症例も少なくなく，小児から高齢者までどの年齢でも生じる[1-6]．骨量減少は投与量に依存するが，

安全域はなく少量の GC でも骨粗鬆化は必発する．合成 GC の投与開始直後から骨形成の急速な低下と骨吸収の増加が生じ，治療開始 3～6 ヵ月後までに骨粗鬆化が急速に進行し，脆弱性骨折率も高くなる．骨粗鬆化は，BMI 低値，疾患活動性，高齢，臥床，機能障害，閉経，臓器障害などの要因により助長される．また，海綿骨と皮質骨の双方の骨量が減少し，椎体のみならず長管骨でも骨折が生じる．さらに，骨質も顕著に低下し，骨量が正常でも骨折する症例，骨折後に骨粗鬆症が診断される症例も少なくない．脆弱性骨折を生じると激しい疼痛を生じ，原発性骨粗鬆症に伴う骨折よりも程度が酷いとされ，長期的に QOL を著しく損なう．

GIOP は処方された薬剤による副作用であるが，骨密度を増加させ一部は骨折率を低下させる薬剤のエビデンスが蓄積してきた現在，本疾患の予防と管理がさらに強く要求される．2017 年，米国リウマチ学会（ACR）では年齢，性，骨折リスク，既存骨折の有無，骨粗鬆症治療歴の有無，合成 GC 使用期間と用量などの多様な状況に応じて，GIOP 管理基準を改訂した[7]．日本骨代謝学会は 2004 年にステロイド性骨粗鬆症の管理と治療のガイドラインを策定し[8]，さらに，2014 年に改訂版を策定した[9]．2014 年改訂版では，GC を 3 ヵ月以上使用中か使用予定の 18 歳以上の男女を対象とした．既存骨折，年齢，GC 量，骨密度を危険因子として点数評価し，3 点以上ならば薬物療法の介入が推奨される．

一方，国内外ともに GIOP の管理基準は公表されているが，いくつかの理由によって診断基準は設定されていない．その結果，疫学調査にはしばしば困難を極め，正確な患者数の把握はできていない．過去 2 年以内にプライマリケアを受診した閉経後女性 60,393 例を対象とした多国籍集団ベースの観察研究（GLOW：Global Longitudinal Study of Osteoporosis in Women 研究）では，3.1%の患者が経口 GC による治療を受けているが，国によって 2.7～4.6%までばらつきがある[10]．最近の多くの研究では，各国の管理基準に従って GC を 3 ヵ月以上服用している患者を対象としており，本稿でもこの基準を満たす報告を中心に解説を記載した．

解　説

前述したように，他の疾患と異なり GIOP には薬剤治療開始の基準は策定されているが，診断基準は存在しないため，患者数算出のために明確な根拠の設定は困難である．国際的には，ほぼ確実に骨粗鬆化が進行する長期間の経口 GC 服用患者数を代用する傾向にあり，3 ヵ月以上を長期とする文献が多い．一般的には，成人の約 0.7～1.2%が経口 GC を長期間使用し，年齢とともに増加する[2-4]．調査によってはさらに高い数値も報告される．わが国では，2022 年の総務省発表の 20 歳以上の総人口は 10,495 万人であり，73 万人から 126 万人の患者数が推定される．

わが国の Medical Data Vision データベースを用いた Soen らの報告では，2009年から 2019 年の 10 年間に，1,131,368 例の患者が少なくとも一度は経口 GC を処方された[11]．このうち，2014 年の診療ガイドラインに基づく GIOP のリスクスコアの合計が 3 以上で経口 GC 治療を開始した 25,569 例についての解析では，平均年齢は 68.5 歳で，患者の 48.3% が女性であった．担癌患者を除く 14,465 例（56.6%）の患者の基礎疾患は，関節リウマチ（RA）（23.2%），喘息（16.2%），間質性肺疾患（13.7%），血管炎（12.8%），膠原病（8.5%），潰瘍性大腸炎（8.1%），リウマチ性多発筋痛症（7.5%），慢性閉塞性肺疾患（4.6%），ネフローゼ症候群（4.3%），慢性腎炎（3.2%）の順であった．登録時にすでに骨折を有する患者が 5.8%，骨粗鬆症治療薬を処方されたことがある患者は 12.5% で，骨密度測定を受けた患者は 1% 未満であった．

公表時期が新しいために今回のシステマティックレビューでは抽出されなかったが，わが国における Iki らの健康保険請求データベース（NDBJ：National Database of Health Insurance Claims and Specific Health Checkups of Japan）を用いた検討では，2012 年から 2018 年に 180 日間 GC を処方されなかった後に 90 日間以上 GC を処方され，その後 360 日間骨粗鬆症管理のためにフォローアップされた 50 歳以上の患者は，620,962 例であった[12]．そのうち，2014 年の診療ガイドラインに基づくリスクスコアを満たす患者は 512,296 例で女性が 52.4% を占めた．男性の 33.7%，女性の 55.3% において，GC 療法の初期 90 日間に骨粗鬆症の治療介入がなされていた．

米国の Overman らによる全米健康・栄養調査（NHANES：National Health and Nutrition Examination Survey）のデータを用いた検討では，1999 年から 2008 年の経口 GC 使用の加重有病率は 1.2%（95% 信頼区間〔CI〕：1.1-1.4）であり，米国の 2,513,259 人に相当する[13]．回答者 356 例の検討では，経口 GC の平均使用期間は 1,605.7 日，経口 GC 使用者の 28.8% が 5 年超で使用し，8.6% がビスホスホネートを併用し，37.9% がいずれかの抗骨粗鬆症薬を使用していた．

英国の The Health Improvement Network® （THIN®）データベースに 1989 年から 2008 年まで登録された一般診療所を受診した成人患者 26,035,154 人・年の追跡調査では，調査対象者の平均 0.75%（95% CI：0.74-0.75）が，いずれかの時点で長期の経口 GC を処方されていた[14]．1989 年の 0.59% から 2008 年には 0.79% に上昇した．20 年間の傾向を性・年齢調整したポアソン回帰モデルで推定した基礎疾患は，RA，リウマチ性多発筋痛症/巨細胞動脈炎，喘息，慢性閉塞性肺疾患，クローン病，潰瘍性大腸炎で，RA や潰瘍性大腸炎は各疾患の治療の進歩に伴い GC の使用率が減少していた．

人口移動の少ないアイスランド北東部の薬局で 2 年間に経口 GC を年間 3 ヵ月以上処方された患者は，人口 26,664 人のうち 191 例（0.7%）であった[15]．平均年齢は 66

歳, 55%が女性であった. 骨粗鬆症に関連した骨折をした患者は20%, 52%の患者がビタミンD(魚の肝油)の補充を受けており, 37%がカルシウムの錠剤, 91%が乳製品を定期的に摂取していた. ビスホスホネートを服用している患者は9%, 閉経後女性では22%がホルモン補充療法を受けていた.

フランス南部の国民健康保険データベースを用いた検討では, 登録された15歳以上の330万人のうち518,853例に調査期間中に少なくとも2回のGC処方が行われ, 32,812例にはプレドニゾロン(PSL)換算7.5 mg/日以上が90日間以上連続して処方が行われた[16]. 長期GC療法の有病率は1.0%, 偶発率は2.8/1000人・年となる. 平均年齢は全体で58歳, 55%が女性で, 31%が55歳以上の女性であった. 投与量の中央値は11 mg/日で治療期間中央値は206日であった. 8%が骨量測定を受け, カルシウムとビタミンD, ビスホスホネートがそれぞれ18%と12%に処方された. 基礎疾患は, RA(20%), 全身性エリテマトーデス, 多発性硬化症, 結節性多発動脈炎, シェーグレン症候群などの自己免疫疾患(13%), 慢性呼吸不全(13%), 喘息(10%), クローン病または潰瘍性大腸炎(8%)であった.

GIOPの生命予後に関する信頼できる報告はないが, 骨折予後への影響は明確である. 長期間GC療法を受けている患者の30〜50%に骨折が認められる[2-4]. van Staaらは, 長期GC服用者の40%が無症状を含む椎体骨折を有し, 椎体骨折リスクは約3倍, 大腿骨近位部骨折リスクは約2倍で, 椎体骨折リスクはPSL 1日2.5 mg未満の患者における1.55から1日7.5 mg以上の使用群で5.18へと上昇し, 用量依存性が示された[17]. PSL 2.5 mg未満でも椎体骨折は55%増加したともいえる.

2004年の米国の行政請求データベースを用いた研究では, 90日以上継続して10 mg以上のPSLを投与されている患者は, 非GCの年齢をマッチさせた対照群に比べて, 大腿骨近位部骨折のリスクが5倍, 椎体骨折のリスクが5.9倍に増加した[18]. さらに, PSL 15 mg以上の高用量, 長期間, 継続的な使用の複合効果により, 大腿骨近位部骨折のリスクが7倍, 椎体骨折のリスクが17倍であることがわかった.

英国の一般診療データベースを用いた40歳以上でGCによる治療を受けている患者191,752例を対象とした調査では, PSL 7.5 mg未満でも大腿骨近位部骨折の相対リスクは1.51, 椎体骨折では3.16であった[19]. さらに, 1日の投与量がPSL 30 mg以上で累積曝露量が5 g以上の患者では, 大腿骨近位部骨折の相対リスクは3.13, 椎体骨折では14.42と著明に高値であった.

最近の英国の7,039例の椎体骨折の既往を有さない経口GC使用RA患者と8,034例の非使用患者を比較した報告では, 経過観察期間中に両群合わせて1,640例の脆弱性骨折が生じ, 7.5 mg/日以下のGCでもハザード比1.59と椎体骨折を増加させた[20].

デンマークの 81,342 例の股関節患者のデータベースでは，16,606 例が経口 GC を服用し，非服用者と比較して GC 1 日投与量とともに，累積量も大腿骨近位部骨折と関連していた[21]．累積 PSL 量が 1 g 以上の場合，大腿骨近位部骨折のオッズ比（OR）は 2.50，臨床的椎体骨折の OR は 2.57 であり，1 日 PSL 量 15 mg 以上でかつ累積 PSL 量 1 g 以上の場合は，大腿骨近位部骨折の OR は 2.94，椎体骨折の OR は 4.36 であった．

GIOP の QOL に関する信頼できる報告はないが，骨折に伴う QOL 悪化は必至である[2-4]．GC は多くの疾患の治療において一時的な QOL 向上のために使用されるが，長期使用によって骨，糖，脂質，血管などの代謝系の障害による QOL 低下を必発する．骨量減少と骨折は最も破壊的な副作用の一つであり，コストがかかり，患者を衰弱させるものである．脆弱性骨折を生じると激しい疼痛を生じ，原発性骨粗鬆症に伴う骨折よりも程度が酷いとされ，長期的に QOL を著しく損なう．また，腰椎に加えて胸椎にも骨折が生じやすい傾向にあり，QOL 低下を助長する．さらに，合成 GC による筋力低下，サルコペニアは高頻度の副作用の一つであり，四肢や臀部を中心とした筋骨格系の全般的な脆弱化に伴い骨の支持力が低下し，転倒，骨折のリスクを増大させる．

しかし，GC による骨粗鬆症に対する認識も，標準治療としての予防と治療の重要性も，国内外を通じて臨床医の間で大きな差がある．特に，基礎疾患を有する患者，高齢者では骨折に伴う QOL 低下は顕著であり，他の薬剤が使用できないので GC を用いるという選択はきわめて安易で危険である．骨折による QOL 低下に伴うさまざまな負担を軽減するために，少なくとも生活習慣の改善と基礎疾患の根本的な治療を行い，GC は最低量を短期間使用する，あるいは使用を回避することが重要である．また，骨粗鬆症が高リスクの患者には，抗骨粗鬆症薬の投与を開始すべきである．GC による骨粗鬆症の治療や管理のためのアルゴリズムを示して広く啓発することは，専門委員会の課題である．

科学的根拠のまとめ

世界各国からの文献より，成人の約 0.7〜1.2％が長期間の GC 治療による骨粗鬆症に罹患し，その数は年齢とともに増加するとの科学的根拠は明確である．このような患者の 30〜50％に骨折が認められ，骨折に伴う QOL の低下は顕著である．PSL 換算 2.5 mg 未満でも椎体骨折は 55％増加するが，15 mg/日以上で累積曝露量が 5 g 以上の患者では椎体骨折の相対リスクは 14 倍となる．本疾患は医原性に高頻度に発症する副作用であり，管理と治療の重要性を再認識する必要がある．

文 献

1) Saag KG : Glucocorticoid-induced osteoporosis. Endocrinol Metab Clin North Am, 32 : 135-157, 2003.
2) McDonough AK, Curtis JR, Saag KG : The epidemiology of glucocorticoid-associated adverse events. Curr Opin Rheumatol, 20 : 131-137, 2008.
3) Raterman HG, Bultink IEM, Lems WF : Current Treatments and New Developments in the Management of Glucocorticoid-induced Osteoporosis. Drugs, 79 : 1065-1087, 2019.
4) Chiodini I, Falchetti A, Merlotti D, et al. : Updates in epidemiology, pathophysiology and management strategies of glucocorticoid-induced osteoporosis. Expert Rev Endocrinol Metab, 15 : 283-298, 2020.
5) Chotiyarnwong P, McCloskey EV : Pathogenesis of glucocorticoid-induced osteoporosis and options for treatment. Nat Rev Endocrinol, 16 : 437-447, 2020.
6) Ebeling PR, Nguyen HH, Aleksova J, et al. : Secondary Osteoporosis. Endocr Rev, 43 : 240-313, 2022.
7) Buckley L, Guyatt G, Fink HA, et al. : 2017 American College of Rheumatology Guideline for the Prevention and Treatment of Glucocorticoid-Induced Osteoporosis. Arthritis Rheumatol, 69 : 1521-1537, 2017.
8) Nawata H, Soen S, Takayanagi R, et al ; Subcommittee to Study Diagnostic Criteria for Glucocorticoid-Induced Osteoporosis : Guidelines on the management and treatment of glucocorticoid-induced osteoporosis of the Japanese Society for Bone and Mineral Research 2004. J Bone Miner Metab, 23 : 105-109, 2005.
9) Suzuki Y, Nawata H, Soen S, et al. : Guidelines on the management and treatment of glucocorticoid-induced osteoporosis of the Japanese Society for Bone and Mineral Research : 2014 update. J Bone Miner Metab, 32 : 337-350, 2014.
10) Díez-Pérez A, Hooven FH, Adachi JD, et al. : Regional differences in treatment for osteoporosis. The Global Longitudinal Study of Osteoporosis in Women (GLOW). Bone, 49 : 493-498, 2011.
11) Soen S, Kaku M, Okubo N, et al. : Epidemiology of glucocorticoid-induced osteoporosis and management of associated fracture risk in Japan. J Bone Miner Metab, 39 : 1019-1030, 2021.
12) Iki M, Fujimori K, Nakatoh S, et al. : Guideline adherence by physicians for management of glucocorticoid-induced osteoporosis in Japan : a nationwide health insurance claims database study. Osteoporos Int, 33 : 1097-1108, 2022.
13) Overman RA, Yeh JY, Deal CL : Prevalence of oral glucocorticoid usage in the United States : a general population perspective. Arthritis Care Res (Hoboken), 65 : 294-298, 2013.
14) Fardet L, Petersen I, Nazareth I : Prevalence of long-term oral glucocorticoid prescriptions in the UK over the past 20 years. Rheumatology (Oxford), 50 : 1982-1990, 2011.
15) Gudbjornsson B, Juliusson UI, Gudjonsson FV : Prevalence of long term steroid treatment and the frequency of decision making to prevent steroid induced osteoporosis in daily clinical practice. Ann Rheum Dis, 61 : 32-36, 2002.
16) Trijau S, de Lamotte G, Pradel V, et al. : Osteoporosis prevention among chronic glucocorticoid users : results from a public health insurance database. RMD Open, 2 : e000249, 2016.
17) van Staa TP, Leufkens HGM, Cooper C : The Epidemiology of corticosteroid-induced osteoporosis : a meta-analysis. Osteoporos Int, 13 : 777-787, 2002.
18) Steinbuch M, Youket TE, Cohen S : Oral glucocorticoid use is associated with an increased risk of fracture. Osteoporos Int, 15 : 323-328, 2004.
19) De Vries F, Bracke M, Leufkens HG, et al. : Fracture risk with intermittent high-dose oral glucocorticoid therapy. Arthritis Rheum, 56 : 208-214, 2007.
20) Abtahi S, Driessen JHM, Burden AM, et al. : Low-dose oral glucocorticoid therapy and risk of osteoporotic fractures in patients with rheumatoid arthritis : a cohort study using the Clinical Practice Research Datalink. Rheumatology (Oxford), 61 : 1448-1458, 2022.
21) Amiche MA, Abtahi S, Driessen JHM, et al. : Impact of cumulative exposure to high-dose oral glucocorticoids on fracture risk in Denmark : a population-based case-control study. Arch Osteoporos, 13 : 30, 2018.

グルココルチコイド誘発性骨粗鬆症の発症の危険因子は？

推 奨

グルココルチコイド誘発性骨粗鬆症（GIOP）の発症危険因子には，高年齢，グルココルチコイド（GC）投与量，腰椎骨密度低値，既存骨折あり，ビスホスホネート治療なしがある．これらに留意し，遅滞なく本症の適切な管理と治療を行うことを推奨する．

□ エビデンスレベル：D　□ 推奨度：1　□ 同意度：9.0

■ 文献抽出過程

　　PubMed，Scopus の各データベースを用いて，GIOP の発症の危険因子について文献検索を行い，基礎研究や症例報告などを除いた 30 文献を一次スクリーニング対象とした．一次スクリーニングを行ったところ 10 文献は総説であるため除外され，20 文献が原著論文として二次スクリーニングの対象となった．いずれもコホート研究であり，本ガイドライン作成においてシステマティックレビューとメタアナリシスの対象と定義したランダム化比較試験（RCT）および非ランダム化比較試験（NRCT）は該当文献が存在しなかった．さらに，これらのうち 2014 年以前に出版された 8 文献，および，研究デザインが危険因子の特定を目的としたものでない 2 文献が除外され，最終的に 10 文献に基づいて narrative review として記載した．

■ 背　景

　　GIOP は代表的な続発性（薬剤性）骨粗鬆症である．骨粗鬆症は自覚症状が無く，偶然または骨折を契機に発見されることが多いため，潜在的に進行した骨粗鬆症の発症時期を正確に判断できないことが多い．したがって，GIOP の発症の危険因子を探索する場合，①骨粗鬆症の診断時，②骨粗鬆症に続発する新規骨折の発症時，のどちらかをエンドポイントとした研究デザインであるのかに注意を要する．

　　さらに，これらの発症危険因子のうち，（a）原発性骨粗鬆症を含むすべての骨粗鬆症に共通して見られる発症危険因子，（b）GIOP に特有の発症危険因子，に分けて考えることができる．

　　『ステロイド性骨粗鬆症の管理と治療ガイドライン：2014 年改訂版』[1, 2] では，骨折をアウトカムとした国内 5 コホートに基づく危険因子解析が行われ，「年齢」「GC 投与量」

「腰椎骨密度」「既存骨折」「ビスホスホネート治療」の5項目が骨折を予測する因子として抽出されている.

　一方,骨粗鬆症全般の包括的な指針を示す『骨粗鬆症の予防と治療ガイドライン2015年版』[3]では,すべての骨粗鬆症を対象とした新規骨折の危険因子として,骨折リスクの評価ツールFRAX®を構成する11の骨折危険因子(年齢,性,体重,身長,両親の大腿骨近位部骨折歴,現在の喫煙,GCの使用,関節リウマチ[RA],続発性骨粗鬆症[の原因疾患]の有無,アルコール1日3単位以上摂取,大腿骨近位部骨密度)を挙げ,さらに続発性骨粗鬆症の原因疾患として,7つの疾患(糖尿病,成人での骨形成不全症,長期にわたり未治療の甲状腺機能亢進症,性腺機能低下症,早期閉経[45歳未満],慢性的な栄養失調あるいは吸収不良,慢性肝疾患)を挙げている.しかし,GIOPでは原発性骨粗鬆症と比較し,同じ骨密度でも骨折リスクが高いため,FRAX®による骨折リスク評価では過小評価となる可能性を指摘している.前述の『ステロイド性骨粗鬆症の管理と治療ガイドライン:2014年改訂版』でも,骨折のリスク評価方法としてFRAX®を以下の理由で採用しないことが明記されている."(1)閉経前女性や40歳未満の男性は対象外である,(2)GC投与量や投与期間に対応していない,(3)FRAX®の計算にはGC療法の既往も含まれる,(4)FRAX®はおもに主要非椎体骨折と臨床椎体骨折の予測に有用であるが,グルココルチコイド誘発性骨粗鬆症では形態椎体骨折も重要である."

　GIOPの発症危険因子の解釈には,上記のような特有の問題点が存在する点に注意を要する.

　現在のところ,骨折未発症のGIOPに関する前向きコホート研究のエビデンスは乏しく,その理由として骨折を発症して初めて骨粗鬆症に気づく例が多いことが挙げられる.そのため,「②骨粗鬆症の帰結としての新規骨折の発症危険因子」に関するエビデンスに限られている.そこで,本改訂では,『ステロイド性骨粗鬆症の管理と治療ガイドライン:2014年改訂版』[1,2]発表後に新たに出版されたエビデンスについてnarrative reviewを行った.

解　説

　2014年以降に出版されたGIOPの発症の危険因子に関する原著論文では以下の12の文献が見出された.

　Soen Sら[4]は,わが国におけるGIOPの疫学と関連骨折リスクの管理について25,569例を対象に疫学調査を行い,患者の年齢,GC投与量,骨折歴がGIOPにおける新規骨折発症と関連すると報告している.

　Shinoda Kら[5]は,自己免疫疾患の女性患者90例を対象にGIOPの治療と新たな

脊椎骨折の危険因子を検討し，将来の椎体骨折（あり vs なし）において，現在のプレドニゾロン（PSL）換算の GC 投与量（6.3 [2.7] mg vs 9.3 [3.2] mg），活性型ビタミン D_3 の併用（79.2% vs 16.7%），GIO スコアは（腰椎 4.3 [1.8] vs 7.8 [2.3]；大腿骨頸部 5.0 [2.2] vs 7.5 [2.1]）が予測因子であると報告している（[ ] 内は標準偏差）．

Florez H ら[6]は，127 例を対象に，GIOP における海綿骨スコアの意義について検討し，海綿骨スコアが GIOP における骨折リスク評価を改善しうると報告している．

Florez H ら[7]は，GIOP における脊椎骨折リスクについて，同じ 127 例を対象に，性腺機能低下症および GC ボーラスの役割について検討している．その結果，性腺機能低下症は，GC 治療の男女における骨折発症のおもな危険因子であった（オッズ比[OR]：7.03，95％信頼区間[CI]：1.47-38.37，p=0.01），FRAX® >20（OR：7.08，95%CI：1.28-53.71，p=0.02）と報告している．

Mori Y ら[8]は，GIOP の日本人女性患者 72 例を対象に，椎体骨折の危険因子の評価を行い，（日本人）GIOP 患者において，罹病期間，BMI，大腿骨近位部の総骨密度が椎体骨折の独立した危険因子であったと報告している．

Che H ら[9]は，椎体骨折に注目して 113 例における解析を行い，椎体骨折は最も一般的な骨粗鬆症性骨折であり，その後の椎体骨折カスケードを引き起こす強い危険因子であると報告している．また椎体骨折カスケードを起こした患者を対象とした調査では，女性が 79.6%（年齢中央値 73），骨折の既往が 40.5%，椎体骨折の既往が 30.9%，骨粗鬆症が 68.6%，現在 GC 内服中の患者が 18.9%，過去に GC の内服患者は 37.1% であり，54% の椎体骨折カスケードを起こした患者の起因は閉経後骨粗鬆症であったと明らかにしている．

Amiche MA ら[10]は，1998 年から 2014 年までに経口 GC 使用者を長期間投与された 191,702 例を対象に経口ビスホスホネート製剤による骨折リスク低下に対する有効性について 3 つのコホートの統合解析を行い，長期経口 GC 投与を余儀なくされる症例においては，早期からの速やかな経口ビスホスホネート製剤の開始が骨粗鬆症関連骨折の抑制に有効であることを示した．

Buckley L ら[11]は，『2017 年米国リウマチ学会（ACR）によるグルココルチコイド誘発性骨粗鬆症の予防と治療のためのガイドライン』をまとめ，小児や 40 歳未満の成人において，過去に骨粗鬆症性骨折がある場合に骨折のリスクが高いこと，長期 GC 治療における骨折リスクの評価には GC 使用歴（用量，期間，使用パターン），転倒，骨折，虚弱，その他の骨折の危険因子（栄養不良，著しい体重減少または低体重，性腺機能低下症，二次性副甲状腺機能亢進症，甲状腺疾患）が挙げられることを述べている．

Ma CC ら[12]は，RA の中国人患者 790 例における GIOP と関連する有病率および

危険因子について検討を行い，RA における骨粗鬆症および骨粗鬆症関連骨折の発生は，GC の使用，女性，年齢が危険因子であり，BMI が骨粗鬆症の保護因子であると報告している．

Morin C ら[13] は，全身性 GC 療法を受けている 820 人の患者を対象とした横断的オンライン調査を行い，GC 療法による有害事象の危険因子について包括的に検討している．その中で，骨粗鬆症は OR：3.3 [1.4-7.9] でみられ，年齢，GC 投与期間，および GC 薬の種類（プレドニゾンに対して PSL で低リスク OR：0.4 [0.2-0.9]，p=0.03）で有意なリスク差があったと報告している．GC 薬の種類による差異は過去に報告がなく，また，国によって PSL とプレドニゾン（日本では非使用）の処方比率が異なるなどの交絡要因の存在が想定されるため，今後さらなる検証を要すると思われる．

科学的根拠のまとめ

これらの論文において GIOP の発症の危険因子として報告された各因子のうち，信頼できるものはいずれも『ステロイド性骨粗鬆症の管理と治療ガイドライン：2014 年改訂版』[1,2] および『骨粗鬆症の予防と治療ガイドライン 2015 年版』[3] において言及されている既知の発症危険因子を検証したものであり，新たな危険因子の抽出には至らなかった．

したがって，本ガイドライン改訂では『ステロイド性骨粗鬆症の管理と治療ガイドライン：2014 年改訂版』[1,2] を踏襲し，GIOP の発症危険因子として「高年齢」「GC 投与量が多い」「腰椎骨密度低値」「既存骨折あり」「ビスホスホネート治療なし」を再掲し，これらに留意しながら，遅滞なく本症の適切な管理と治療を行うことを推奨することとした．

なお，「高年齢」は骨折危険因子の一つではあるが，年齢にかかわらず若年でも GIOP および脆弱性骨折を生じうる点に留意すべきである．

いずれの文献も分析疫学的研究（コホート研究：エビデンスレベルIVa，患者対照研究および横断研究：エビデンスレベルIVb）に限られ，したがって本 CQ に対するエビデンスレベルは D と判定した．一方，推奨度としては，2014 年版において列挙された危険因子について頑強性 robustness が検証されたため，推奨度 1（強い推奨）とした．

文　献

1) Suzuki Y, Nawata H, Soen S, et al.：Guidelines on the management and treatment of glucocorticoid-induced osteoporosis of the Japanese Society for Bone and Mineral Research：2014 update. J Bone Miner Metab, 32：337-350, 2014.
2) 日本骨代謝学会ステロイド性骨粗鬆症の管理と治療ガイドライン改訂委員会：ステロイド性骨粗鬆症の管理と治療ガイドライン 2014 年改訂版．大阪大学出版会，2014.
3) 骨粗鬆症の予防と治療ガイドライン作成委員会：骨粗鬆症の予防と治療ガイドライン 2015 年版．ライフサイエンス出版，2015.
4) Soen S, Kaku M, Okubo N, et al.：Epidemiology of glucocorticoid-induced osteoporosis and management of associated fracture risk in Japan. J Bone Miner Metab, 39：1019-1030, 2021.
5) Shinoda K, Taki H：Treatment of Glucocorticoid-Induced Osteoporosis and Risk Factors for

New Vertebral Fractures in Female Patients with Autoimmune Diseases. J Osteoporos, 2021 : 5515653, 2021.

6) Florez H, Hernandez-Rodriguez J, Muxi A, et al. : Trabecular bone score improves fracture risk assessment in glucocorticoid-induced osteoporosis. Rheumatology (Oxford), 59 : 1574-1580, 2020.

7) Florez H, Hernandez-Rodriguez J, Carrasco JL, et al. : Vertebral fracture risk in glucocorticoid-induced osteoporosis : the role of hypogonadism and corticosteroid boluses. RMD Open, 6 : e001355, 2020.

8) Mori Y, Izumiyama T, Baba K, et al. : Evaluation of risk factors of vertebral fracture in Japanese female patients with glucocorticoid-induced osteoporosis. J Orthop Surg Res, 15 : 290, 2020.

9) Che H, Breuil V, Cortet B, et al. : Vertebral fractures cascade : potential causes and risk factors. Osteoporos Int, 30 : 555-563, 2019.

10) Amiche MA, Levesque LE, Gomes T, et al. : Effectiveness of Oral Bisphosphonates in Reducing Fracture Risk Among Oral Glucocorticoid Users : Three Matched Cohort Analyses. J Bone Miner Res, 33 : 419-429, 2018.

11) Buckley L, Guyatt G, Fink HA, et al. : 2017 American College of Rheumatology Guideline for the Prevention and Treatment of Glucocorticoid-Induced Osteoporosis. Arthritis Rheumatol, 69 : 1521-1537, 2017.

12) Ma CC, Xu SQ, Gong X, et al. : Prevalence and risk factors associated with glucocorticoid-induced osteoporosis in Chinese patients with rheumatoid arthritis. Arch Osteoporos, 12 : 33, 2017.

13) Morin C, Fardet L : Systemic glucocorticoid therapy : risk factors for reported adverse events and beliefs about the drug. A cross-sectional online survey of 820 patients. Clin Rheumatol, 34 : 2119-2126, 2015.

グルココルチコイド誘発性骨粗鬆症の発症とグルココルチコイドの投与量との関連性は？

推 奨

グルココルチコイド誘発性骨粗鬆症（GIOP）の発症は，グルココルチコイド（GC）投与量・投与期間に依存するため，GC は原疾患の病態に応じてできる限り少量で投与開始し，速やかに減量することを推奨する．

□ エビデンスレベル：D　□ 推奨度：1　□ 同意度：8.9

■ 文献抽出過程

　　PubMed および Scopus の各データベースを用いて，2000 年以降の論文として 1,519 報が抽出された．その中で，GIOP の発症と GC 投与量との関連性について文献検索を行い，14 文献を一次スクリーニング対象とした．基礎研究および CQ に合っていないものと 2014 年以前を除外して一次スクリーニングを行ったところ，8 文献は除外され，6 文献が二次スクリーニングの対象となった．それらのガイドライン 1 件，原著 1 件，総説 4 件の 6 文献に基づいて narrative review として記載した．

■ 背 景

　　内因性 GC であるコルチゾールは，生体内で産生され，GC 受容体 glucocorticoid recepter α（GRα）に結合すると GR は立体構造が変化して核内へ移行し，転写共役因子との相互作用を介して，転写調節部位（グルココルチコイド応答配列 glucocorticoid response element：GRE）を有するさまざまな遺伝子に結合して，骨代謝を調節・維持している．体外から薬剤として GC を投与した場合も同様に GR に結合して，核内に移行して AP-1 や NF-κB などの転写制御を介して薬理作用を発揮する．生体内では 1 日当たりプレドニゾロン（PSL）換算 2～2.5 mg のコルチゾールが産生されるが，GC を投与すると，GRE 領域を介して骨代謝異常を引き起こす．

　　現在，上記の機序も含めて GIOP の発症に関しては，GC の投与量に用量依存性が存在していることが既知の事実として認識されている．また，PSL 換算 1 mg でも代謝異常による副作用を生じる可能性も指摘されており，GIOP の発症に関する安全域は明らかではない．しかし，GC 投与による骨量減少は，GC 減量や中止により改善することも報告されており，病態に合わせてできる限り少量で投与するとともに可能な限り速やかに

減量することが重要と認識されている.

　現在のところ,上述したように GIOP の発症と GC 投与量の関連に関しては用量依存性であることは既知の事実となっており,『ステロイド性骨粗鬆症の管理と治療ガイドライン:2014 年改訂版』発表後の新たなエビデンスは乏しい.

解　説

　2014 年以降に出版された GIOP の発症とステロイド投与量に関して,以下の 6 文献について narrative review を行った.

　炎症性疾患である関節リウマチ(RA)では少量の GC 投与は骨の健康に対して利点があるとの報告もあり,低用量の GC 投与で骨粗鬆症が悪化する可能性はあるが,RA で投与されるような非常に少量投与による影響については十分なエビデンスがないと述べている[1].

　米国リウマチ学会(ACR)の 2017 年のガイドラインでは,GIOP 予防のために 40 歳以上の症例で 1 日 PSL 換算 2.5 mg 以上を 3 ヵ月以上投与する場合には,カルシウム摂取(1,000~1,200 mg/日),ビタミン D 摂取(600~800 IU/日),生活様式の改善指導を推奨している[2].

　医師は,GC 投与開始時に GC 投与 3 ヵ月以内に骨量減少や骨折リスクが高まる可能性を説明し,可能な限り最短の投与期間で最低投与量での治療を選択して,GIOP のリスク因子を減らすことに焦点を当てた生活指導をする必要があると述べている[3].

　高用量 PSL(0.8 mg/kg)で治療された全身性エリテマトーデス 229 症例の脆弱性骨折発生率を後ろ向きに検討した成績によると,高用量 PSL 投与では閉経後女性において FRAX® スコアで予測されるよりも,遥かに多い骨折発生率であったと報告されている[4].

　GIOP は,GC 用量と投与期間に依存して発症するが,低用量でも,治療最初の 1 ヵ月以内でも脆弱性骨折のリスクが増加することがあることを踏まえて,各国でガイドラインが作成されいろいろな治療オプションが示されている[5].

　GIOP の絶対骨折リスクは,GC 投与量と治療期間(短期・長期使用)の両方に大きく影響されることに注意することが重要であり,医師は GC 投与の利点がリスクを十分に上回るか否かを十分に熟考するべきであると述べられている[6].

科学的根拠のまとめ

　これらの論文において GIOP の発症とステロイド投与量との関連を報告されたものはいずれも『ステロイド性骨粗鬆症の管理と治療ガイドライン:2014 年改訂版』において言及されている既知のものであり,新たなエビデンスの抽出には至らなかった.

したがって，本ガイドライン改訂では『ステロイド性骨粗鬆症の管理と治療ガイドライン：2014年改訂版』を踏襲し，GIOPの発症にはGC投与量が用量依存性に関与することを再掲し，対処が可能である「GC投与量」について，「GCは原疾患の病態に応じてできる限り少量で投与開始し，速やかに減量すること」を強く推奨することとした．

文　献

1) Saag KG：Bone safety of low-dose glucocorticoids in rheumatic diseases. Ann N Y Acad Sci, 1318：55-64, 2014.
2) Buckley L, Guyatt G, Fink HA, et al.：2017 American College of Rheumatology Guideline for the Prevention and Treatment of Glucocorticoid-Induced Osteoporosis. Arthritis Rheumatol, 69：1521-1537, 2017.
3) Caplan A, Fett N, Rosenbach M, et al.：Prevention and management of glucocorticoid-induced side effects：A comprehensive review：A review of glucocorticoid pharmacology and bone health. J Am Acad Dermatol, 76：1-9, 2017.
4) Kageyama G, Okano T, Yamamoto Y, et al.：Very high frequency of fragility fractures associated with high-dose glucocorticoids in postmenopausal women：A retrospective study. Bone Rep, 6：3-8, 2017.
5) Adami G, Saag KG：Glucocorticoid-induced osteoporosis：2019 concise clinical review. Osteoporos Int, 30：1145-1156, 2019.
6) Hu K, Adachi JD：Glucocorticoid induced osteoporosis. Expert Rev Endocrinol Metab, 14：259-266, 2019.

グルココルチコイド誘発性骨粗鬆症の診断に有用な症候，検査，画像所見は？

推　奨

①グルココルチコイド誘発性骨粗鬆症（GIOP）に特異的な症候はないが，椎体骨折は診断に有用であり，グルココルチコイド（GC）投与開始早期に椎体骨折の有無の評価を行うことを推奨する．　　　□ エビデンスレベル：D　□ 推奨度：1　□ 同意度：8.6

②GC 投与中は，DXA（dual energy X-ray absorptiometry）による骨密度測定を定期的に行うことを推奨する．　　　□ エビデンスレベル：D　□ 推奨度：1　□ 同意度：8.4

■ 文献抽出過程

　　システマティックレビューを行うために，MEDLINE，医中誌，Cochrane Database の各データベースを用いて，GIOP に有用な臨床症候，検査，画像所見について文献検索を行ったが，参照に足りるエビデンスレベルの高い比較試験の原著論文がないため，関連論文を基に現在のコンセンサスについて narrative review として記載した．

■ 背　景

　　『ステロイド性骨粗鬆症の管理と治療ガイドライン：2014 年改訂版』[1] では，「ステロイド性骨粗鬆症には特異的な症候はない．しかし，骨粗鬆症にともなう脆弱性骨折を生じると疼痛を引き起こす」と記載されている．GIOP の診断には，「診断基準」よりも「管理と予防のための治療介入基準」が使用され，薬剤治療が開始される．2014 年改訂版では，GC を 3 ヵ月以上使用中か使用予定の患者において，年齢，GC 量，骨密度，既存椎体骨折，ビスホスホネート治療の有無をスコア化し，治療介入基準として取り入れた．GIOP の診断および骨折リスクの評価には，骨密度，既存椎体骨折の有無をチェックすることが有用である．

解　説

① GIOP の診断に有用な症候

▶脆弱性骨折，特に椎体骨折

　　GIOP の診断に有用な特異的な症候はない．しかし，骨粗鬆症に伴う脆弱性骨折を生

じると疼痛を引き起こす[1]．椎体骨折は，脆弱性骨折の中で，最も頻度が高い骨折である．GC治療者を対象にした多施設横断・縦断観察研究（GIOTTO［Glucocorticoid Induced OsTeoporosis TOol］研究）において，過去少なくとも3ヵ月以上プレドニゾロン（PSL）換算GC（5 mg/日）治療を受けていて，少なくとも1年以上治療を続けた患者553人において，治療中に10％（リウマチ性多発筋痛症患者）～23％（関節リウマチ［RA］患者）の新規骨折があり，椎体骨折が最も多い骨折で，30％に骨折の再発が認められた[2]．日本の厚生労働省のレセプトのデータベース（NDB：National Database）を用いた研究からは，GC使用者の新規骨折発生は，非使用者に比べ大腿骨近位部骨折は男1.62倍，女1.71倍，橈骨遠位端骨折は男1.22倍，女1.02倍に対し，椎体骨折では男3.06倍，女2.06倍で，椎体骨折の発生倍率が最も高かった[3]．

　小児のGIOPを対象にしたSTOPP（The Canadian Steroid-associated Osteoporosis in the Pediatric Population）研究は，カナダの多施設前向きコホート研究である．STOPP研究対象者から急性リンパ性白血病と診断されステロイド治療を受けている小児186人を対象とし，6年以上追跡すると，椎体骨折の累積発生率は32.5％，非椎体骨折は23％で，新規骨折の71.3％は最初の2年間に発生した[4]．椎体骨折の39％は無症状であった．同じくSTOPP研究で，リウマチ性疾患の小児134人について，GC開始30日以内に胸腰椎X線検査により7％に椎体骨折が認められ[5,6]，3年以内に12.4％に椎体骨折発生が認められ，約半数は無症状であった[6]．これらの結果は，小児のGIOPの臨床徴候の特徴は，治療開始の早期に起こる椎体骨折であり，成人と同様，軽症あるいは無症状の椎体骨折が多いことを示した[7]．

② GIOP の診断に有用な検査，画像所見

　GIOPの診断に有用な検査は，診断そのものに関わるというより，骨折リスクを予測する検査に重点が置かれている．

▶DXA による骨密度測定

　骨粗鬆症の診断のゴールドスタンダードはDXAである．骨密度は主要な骨折予測因子であるが，決定因子ではなく，骨密度だけでは骨折リスクを過小評価している[8]．

　GC治療による骨密度低下について，いくつかのメタ解析があり，ベースラインと追跡後の骨密度変化を比較すると，腰椎のみの低下[9,10]，腰椎，大腿骨頸部ともに低下する[11]との報告がある．最近のRA患者を対象にしたメタ解析では，ベースラインから24ヵ月では腰椎，大腿骨頸部ともに低下は認められなかった[12]．

　小児についても，STOPP研究のリウマチ性疾患患者134人の3年間の追跡調査では，治療開始後6ヵ月の腰椎骨密度Zスコアの低下は，GCの1日の用量，BMI（body mass index）と独立して椎体骨折リスクを予測した[6]．小児における DXA による骨密度測定は，骨サイズが小さいため低めに計測[7]され，骨密度の Z スコアは，成長速度低下や体重減少，思春期の遅延によって低下する[7]．小児全般の骨密度測定部位に関して 2013 年の ISCD（International Sociery for Clinical Densitometry）のオフィシャル・ポジションは，頭部を除く全身と腰椎 DXA スキャンは，小児の骨を臨床的に評価できるとしたが，測定時のアーチファクト，ポジショニングが難しいなどによって，すべての年齢の小児に可能ではないため，2019 年のオフィシャル・ポジション[13]では，大腿骨近位部，前腕，橈骨についても，適切な標準値や骨折予測力などを評価し，条件付きで臨床的に使用できるかもしれない（グレード B）と発表した．

　2017 年の米国リウマチ学会（ACR）の GIOP の予防と治療に関するガイドライン[14]では，成人および小児に対し，GC 開始 6 ヵ月以内に臨床的骨折リスクを評価し，40 歳以上の成人には開始 6 ヵ月以内に FRAX® と骨密度測定を行い，GC 治療を継続し，かつ高骨折リスク者と判定された人，GC 治療が完了した人には，骨折リスクの再評価のために，2~3 年ごとに骨密度測定を推奨している．小児に対しては，6 ヵ月以内に臨床骨折リスクを評価し，その後は 12 ヵ月ごとの臨床骨折リスク評価を勧めているがそれ以外の追加評価は示していない．

▶胸腰椎 X 線検査の椎体骨折所見

　GIOP では，初期に海綿骨（水平および垂直方向の海綿骨）が減少し，その後皮質骨が変化するのが特徴であり，まず，椎体骨密度が低下して，椎体骨折に繋がる[15]．椎体骨折の判定は，従来から胸腰椎 X 線像によってなされている．成人および小児において，椎体骨折で最も多いタイプは，前縁の高さが減少する楔状椎であり，中部の胸椎領域に頻度が高い[7]．

▶DXA による VFA を用いた椎体骨折の判別

　放射線被ばくを少なくする観点から，最近，骨折リスクの高い集団に対しての椎体骨折のスクリーニングとして，DXA による VFA（vertebral fracture assessment）の使用に注目が集まっている．VFA の診断の精度のシステマティックレビュー[16]では，閉経後女性，高齢男性において VFA は X 線検査による椎体骨折判別に中等度の感度，高い特異度を示したが，X 線検査に置き換えることができるわけではないと報告した．4 cm 以上の身長低下，円背，低骨密度，70 歳以上の危険因子があれば，VFA あるいは胸腰椎 X 線検査を勧める意見[17]もあるが，GIOP 患者の椎体骨折のスクリーニングに VFA を使って評価した研究は今のところない．

　2019 年の ISCD のオフィシャル・ポジション[13]では，DXA による VFA は，放射線

被ばくが少ない利点から，症状の有無にかかわらず小児の椎体骨折の判定において，X線検査の代わりに VFA を用いてもよいかもしれない（グレード B）と提案した．しかし，VFA の課題として，小児の動作によるアーチファクト，ポジショニング，肥満，円背などから，今後さらなる評価が必要であるとしている．

▶DXA による TBS

DXA による TBS (trabecular bone score) は，骨の質を評価する方法として最も使われている方法である．TBS は腰椎 DXA 画像における各画素の濃度変動を表すテクスチャー指標で，BMD とは異なり海綿骨の構造的な特徴を反映する．

横断調査により GC 内服者では非内服者に比べ TBS が低下している[18]，TBS は BMD より椎体骨折の判別力が高い[19]，TBS が椎体骨折を予測した[20]，という報告がある．しかし，いずれも，比較的小規模の横断あるいは追跡調査である．

2015 年には ESCEO (European Society for Clinical and Economic Aspects of Osteoporosis and Osteoarthritis) ワーキンググループは，研究は少ないが，TBS は GC 治療者の骨折リスク上昇の原因に何らかの役割を演じているのかもしれないとまとめ[21]，GIOP において，骨密度と TBS と FRAX® あるいは臨床危険因子を組み合わせて，骨粗鬆症と骨折リスクをモニタリングする提案もある[22, 23]．

TBC を用いて GC 治療中患者の薬剤間の治療反応性の違いについても検討されている．GIOP 患者を，アレンドロネートと遺伝子組換えテリパラチド治療に各群 214 人に振り分け，ベースラインと 18 ヵ月後の TBS を比較すると，遺伝子組換えテリパラチド群では TBS が有意に増加した[24]．この論文に基づき，GC 治療中患者の薬剤間の治療反応性の違いをとらえている可能性を述べている[14, 23]．

TBS は，骨密度に追加して，より効果的に骨折リスクを評価する可能性があるが，まだ，十分な研究が行われているとはいえない．

▶HRpQCT による骨微細構造

HRpQCT (high-resolution peripheral computed tomography) は，ヒト生体の骨微細構造を非侵襲的に解析できる高解像度末梢骨用定量的 CT で，骨質因子の一つである骨微細構造を，直接評価できる．

HRpQCT を用いて GIOP の骨構造についての報告がいくつかある．GIOP 患者 30人と対照者 60 人の症例・対照研究では，DXA の T スコアは差がなかったが，HRpQCT による皮質骨，海綿骨の微細構造の異常に差があった[25]．全身性エリテマトーデスで GC 治療を受けている患者 180 人と健常者 180 人を対象にした横断調査では，GC 患者において，皮質骨の体積骨密度（vBMD の）低下，微細構造の劣化を認

めた[26]．男性の GIOP 患者 73 人の横断調査で，年齢，GC 量，骨粗鬆症治療を調整しても，HRpQCT の有限要素解析変数は，椎体骨折を持つ人を DXA よりよく判別したと報告された[27]．

HRpQCT を使用した有限要素解析は，GIOP の骨微細構造や骨粗鬆症の薬物治療法の比較に役立つ可能性が示唆されている[15]が根拠は十分とはいえない[28]．

科学的根拠のまとめ

これらの論文において GIOP の症候は『ステロイド性骨粗鬆症の管理と治療ガイドライン：2014 年改訂版』[1]において言及されているものである．GIOP における椎体骨折の発生，DXA による骨密度の経緯は，分析疫学的研究（コホート研究：エビデンスレベルIVa，患者対照研究および横断研究：エビデンスレベルIVb）に限られているため，本 CQ に対するエビデンスレベルは D と判定した．一方，推奨度としては，推奨した検査によって得られる利益が，検査によって生じうる害や負担を明らかに上回ると考えられるので，推奨度 1 とした．

文　献

1) 日本骨代謝学会 ステロイド性骨粗鬆症の管理と治療ガイドライン改訂委員会 編：ステロイド性骨粗鬆症の管理と治療ガイドライン 2014 年改訂版．大阪大学出版会，2014．

2) Rossini M, Viapiana O, Vitiello M, et al.：Prevalence and incidence of osteoporotic fractures in patients on long-term glucocorticoid treatment for rheumatic diseases：the Glucocorticoid Induced OsTeoporosis TOol (GIOTTO) study. Reumatismo, 69：30-39, 2017.

3) Fujiwara S, Ishii S, Hamasaki T, et al.：Incidence of fractures among patients receiving medications for type 2 diabetes or chronic obstructive pulmonary disease and glucocorticoid users according to the National Claims Database in Japan. Arch Osteoporos, 16：106, 2021.

4) Ward LM, Ma J, Lang B, et al；Steroid-Associated Osteoporosis in the Pediatric Population (STOPP) Consortium：Bone morbidity and Recovery in Children With Acute Lymphoblastic Leukemia：Results of a Six-Year Prospective Cohort Study. J Bone Miner Res, 33：1435-1443, 2018.

5) Huber AM, Gaboury I, Cabral DA, et al.；Canadian Steroid-Associated Osteoporosis in the Pediatric Population (STOPP) Consortium：Prevalent vertebral fractures among children initiating glucocorticoid therapy for the treatment of rheumatic disorders. Arthritis Care Res (Hoboken), 62：516-526, 2010.

6) LeBlanc CMA, Ma J, Taljaard M, et al.；Canadian STeroid-Associated Osteoporosis in Pediatric Population (STOPP) Consortium：Incident Vertebral Fractures and Risk Factors in the First　Three Years Following Glucocorticoid Initiation Among Pediatric Patients With Rheumatic Disorders. J Bone Miner Res, 30：1667-1675, 2015.

7) Ward LM：Glucocorticoid-Induced Osteoporosis：Why Kids Are Different. Front Endocrinol (Lausanne), 11：576, 2020.

8) Shevroja E, Cafarelli FP, Guglielmi G, et al.：DXA parameters, Trabecular Bone Score (TBS) and Bone Mineral Density (BMD), in fracture risk prediction in endocrine-mediated secondary osteoporosis. Endocrine, 74：20-28, 2021.

9) Lee YH, Woo JH, Choi SJ, et al.：Effects of low-dose corticosteroids on the bone mineral density of patients with rheumatoid arthritis：a meta-analysis. J Investig Med, 56：1011-1018, 2008.

10) Siu S, Haraoui B, Bissonnette R, et al.：Meta-analysis of tumor necrosis factor inhibitors and glucocorticoids on bone density in rheumatoid arthritis and ankylosing spondylitis trials. Arthritis Care Res (Hoboken), 67：754-764, 2015.

11) Lems WF, Baak MME, van Tuyl LH, et al.：One-year effects of glucocorticoids on bone density：a meta-analysis in cohorts on high and low-dose therapy. RMD Open, 2：e000313, 2016.

12) Blavnsfeldt AG, de Thurah A, Thomsen MD, et al.：The effect of glucocorticoids on bone mineral density in patients with rheumatoid arthritis：A systematic review and meta-analysis of randomized, controlled trials. Bone, 114：172-180, 2018.

13) Weber DR, Boyce A, Gordon C, et al.：The Utility of DXA Assessment at the Forearm, Proximal Femur, and Lateral Distal Femur, and Vertebral Fracture Assessment in the Pediatric Population：2019 ISCD Official Position. J Clin Densitom, 22：567-589, 2019.

14) Buckley L, Guyatt G, Fink HA, et al.：2017 American College of Rheumatology Guideline for the Prevention and Treatment of Glucocorticoid-Induced Osteoporosis. Arthritis Care Res (Hoboken), 69：1095-1110, 2017.

15) Herath M, Langdahl B, Ebeling PR, et al.：Challenges in the diagnosis and management of glucocorticoid-induced osteoporosis in younger and older adults. Clin Endocrinol (Oxf), 96：460-474, 2022.

16) Lee JH, Lee YK, Oh SH, et al.：A systematic review of diagnostic accuracy of vertebral fracture assessment (VFA) in postmenopausal women and elderly men. Osteoporos Int, 27：1691-1699, 2016.

17) Compston J：Management of glucocorticoid-induced osteoporosis：What is new？Int J Rheum Dis, 22：1595-1597, 2019.

18) Paggiosi MA, Peel NF, Eastell R：The impact of glucocorticoid therapy on trabecular bone score in older women. Osteoporos Int, 26：1773-1780, 2015.

19) Florez H, Hernández-Rodríguez J, Muxi A, et al.：Trabecular bone score improves fracture risk assessment in glucocorticoid-induced osteoporosis. Rheumatology (Oxford), 59：1574-1580, 2020.

20) Nowakowska-Płaza A, Wroński J, Sudoł-Szopińska I, et al.：Clinical Utility of Trabecular Bone Score (TBS) in Fracture Risk Assessment of Patients with Rheumatic Diseases Treated with Glucocorticoids. Horm Metab Res, 53：499-503, 2021.

21) Harvey NC, Glüer CC, Binkley N, et al.：Trabecular bone score (TBS) as a new complementary approach for osteoporosis evaluation in clinical practice：A consensus report of a European Society for Clinical and Economic Aspects of Osteoporosis and Osteoarthritis (ESCEO) Working Group. Bone, 78：216-224, 2015.

22) Shevroja E, Cafarelli FP, Guglielmi G, et al.：DXA parameters, Trabecular Bone Score (TBS) and Bone Mineral Density (BMD), in fracture risk prediction in endocrine-mediated secondary osteoporosis. Endocrine, 74：20-28, 2021.

23) Adami G, Saag KG：Glucocorticoid-induced osteoporosis：2019 concise clinical review. Osteoporos Int, 30：1145-1156, 2019.

24) Saag KG, Agnusdei D, Hans D, et al.：Trabecular Bone Score in Patients With Chronic Glucocorticoid Therapy-Induced Osteoporosis Treated With Alendronate or Teriparatide. Arthritis Rheumatol, 68：2122-2128, 2016.

25) Sutter S, Nishiyama KK, Kepley A, et al.：Abnormalities in cortical bone, trabecular plates, and stiffness in postmenopausal women treated with glucocorticoids. J Clin Endocrinol Metab, 99：4231-4240, 2014.

26) Tang XL, Qin L, Kwok AW, et al.：Alterations of bone geometry, density, microarchitecture, and biomechanical properties in systemic lupus erythematosus on long-term glucocorticoid：a case-control study using HR-pQCT. Osteoporos Int, 24：1817-1826, 2013.

27) Graeff C, Marin F, Petto H, et al.：High resolution quantitative computed tomography-based assessment of trabecular microstructure and strength estimates by finite-element analysis of the spine, but not DXA, reflects vertebral fracture status in men with glucocorticoid-induced osteoporosis. Bone, 52：568-577, 2013.

28) Compston J：Glucocorticoid-induced osteoporosis：an update. Endocrine, 61：7-16, 2018.

グルココルチコイド誘発性骨粗鬆症の日常生活指導，栄養指導は？

推 奨

①グルココルチコイド（GC）投与の理由となった原疾患の治療を優先し，原疾患の疾患特性に応じた栄養指導を含む日常生活指導を行うことを推奨する．

□ エビデンスレベル：D　□ 推奨度：1　□ 同意度：9.0

②わが国の骨粗鬆症の予防と治療のガイドラインに準じて日常生活指導，栄養指導を行うことを推奨する．

□ エビデンスレベル：D　□ 推奨度：1　□ 同意度：9.0

■ 文献抽出過程

　　PubMed および Scopus 検索を用いてグルココルチコイド誘発性 glucocorticoid-induced またはステロイド誘発性 steroid-induced と骨粗鬆症 osteoporosis または骨折 fracture，ならびにグルココルチコイド誘発性骨粗鬆症（GIOP）を含む 2000 年以降の論文として 1,519 報が抽出された．そのうち，日常生活指導，栄養指導に関する推奨文作成の対象文献として 11 件を一次スクリーニング対象とした．CQ に合っていないものと 2014 年以前のガイドラインを除外して一次スクリーニングを行ったところ，8 件が二次スクリーニングの対象となり，4 件の総説を加えて推奨文作成の対象文献として採用した．コホート研究や大規模横断研究およびわが国における疫学調査や患者統計結果を総合し narrative review として記載した．

■ 背 景

　　GC は，その抗炎症作用と免疫抑制作用により，関節リウマチ（RA）や自己免疫性疾患などあらゆる炎症性疾患に多用される．これらの疾患は好発年齢や疾患の首座（おもにおかされうる臓器）が多岐にわたる．したがって，GC 投与の対象となる原疾患により，その日常生活指導や栄養指導も異なってくる．また，GC そのものが筋肉や骨の減少のみならず，高血圧，代謝異常，内臓脂肪の増加などを惹起するため，GC 治療が中断できない限りはこれらのコントロールも視野に入れた指導が必要となる．GC の骨への影響を最小にするために各国からガイドラインが提唱されており，その一部に栄養指導や生活指導について言及されている．

GIOP の提言やガイドラインは 1990 年代半ばから発表され，改訂が行われている[1,2]．最初の本症に対する提言は 1996 年の米国リウマチ学会（ACR）からのリコメンデーションであった．当時はまだビスホスホネート製剤であるエチドロネートの臨床使用が始まったばかりで，本症に対するエビデンスは確立されておらず，カルシウムとビタミン D の補充を中心に一部ホルモン補充療法を推奨する程度であった．しかしながら，GC 自体が，腸管からのカルシウムの吸収の低下や腎尿細管からのカルシウムの再吸収の低下といったカルシウム代謝への影響を惹起するため[3,4]，当初からカルシウムの補充やカルシウムの吸収を増加させるビタミン D の補充の重要性は喚起されていたといえる．その後のガイドラインの改訂は，GIOP に対するビスホスホネート製剤を中心とした新たな薬剤のエビデンスの蓄積によるもので，日常生活指導や運動療法に対して新たな知見が備わった事が理由ではない．GIOP に対する治療薬のリコメンデーションは，おおむね，原発性骨粗鬆症での骨折抑制エビデンスが得られてからの転換であるが[2]，原発性骨粗鬆症での治療薬の効果判定のための試験は，前提としてカルシウムやビタミン D の補充がなされており，これらの薬剤効果を同等に得るためには，同じくカルシウムやビタミン D の補充が前提となる．したがって，各国からのガイドラインでもカルシウムやビタミン D の補充は強く推奨されており，その基準はおおむね各国の原発性骨粗鬆症治療時に準じている[5]．補充量の基準については，対象者が生活している国の食生活や生活習慣が大きく影響し，対象症例の年齢や時期によっても必要度が大きく変化するため，対象者の国での補充推奨を参考にするのが理にかなっているといえる．

　GIOP は，小児〜妊娠可能時期の女性〜高齢者，男女を問わず，GC 投与の原因となる原疾患によりあらゆる年齢に起こりえる．このことは，対象症例がどの年代にあたるのかによって，推奨されるべきカルシウムやビタミン D の補充の量が異なることを意味している．また，原疾患によっては炎症性腸疾患や腎疾患のように食事制限やカロリーコントロールが必要な場合や，その結果としてカルシウムの吸収や排泄そのものが害される疾患もあるため，補充や制限にも常に原疾患の活動性を考慮する必要がある．病期や重症度によっては安静が優先され，画一的な日常生活指導や運動指導自体が推奨できない場合もある．

　これらを加味すれば，GC の投与される疾患別，年齢別，妊娠授乳可能性別にガイドラインを用意することも考えられるが，現在のところ各国とも疾患別に GIOP のガイドラインを出す動きはない．

　GIOP の原因となっている GC そのものの減量が最も重要であり，これを前提としたうえで，治療対象者の国で得られた栄養学的状況から原疾患の特徴を考慮しつつ，栄養所要量を可能な限り満たすべく，個別に栄養指導・生活指導を行うことが重要と考えられる．

解　説

　わが国のグルココルチコイド誘発性骨粗鬆症の管理と治療のガイドライン[6,7]において，日常生活指導や栄養指導は『骨粗鬆症の予防と治療ガイドライン 2015 年版』[8]の一般的指導に準じる，としている．これはガイドライン策定時に検討症例として集めた疾患や対象者に小児が含まれていなかったこと，縦断データが得られたコホートからの症例蓄積であったことから GIOP を惹起するすべての疾患を網羅していたわけではないこと，ベースの栄養状態の評価，補充が十分検討されていなかったことなどから，個別の対応に重きをおき，ベースとしての栄養指導の重要性を加味する必要性がありこのような表現になっている．この表記は，原疾患の治療者の裁量権を可能な限り担保しつつ，指導の重要性を喚起させている．

▶カルシウム＆ビタミン D

　骨の健康を維持するためにさまざま栄養素が必要であるが，カルシウムとビタミン D は特に重要である[2,9,10]．食事摂取基準値は，健常人に対して推奨される 1 日の栄養摂取量を示しており，成人で 950〜1,000 mg/日 のカルシウム摂取が推奨されている[11-13]．ACR による現行のガイドラインは，カルシウム（1,000〜1,200 mg/日）およびビタミン D（600〜800 UI/日）の推奨摂取量の上限を目指すよう推奨している[2,13]．

　ビタミン D は，おもに太陽光曝露による内因性合成によって得られるが，食事からの摂取によっても得ることができる．現在の各種ガイドラインでは，健康な成人では 1 日 600 UI（15 μg）のビタミン D の経口摂取が推奨されており，70 歳を超える成人では 1 日 800〜1,000 UI（20〜25 μg）が推奨されている[12,14]．これらの勧告は，最小限の日光への露出を想定して作成されているため，ほとんどの世代を包含する値が確保されている[12,14]．全身性エリテマトーデス（SLE）や皮膚がん患者のように長期間の GC 投与を受けている患者にとって，どの程度の補充が必要であるかは特に考慮が必要である．これらの患者は，光線過敏症と疾患活動性を誘発する可能性があるため，日光への露出を制限する必要があるからである[15]．そのため，このような人々において十分なビタミン D 摂取量を確保するためには，全食品またはサプリメントによる十分なビタミン D 摂取が特に重要である．

　大規模臨床試験の最近のサブコホート研究では，1 日 2,000 単位の天然型ビタミン D_3 2 年間の補充により，ベースラインの遊離 25（OH）ビタミン D 濃度が低い個人の脊椎の骨密度（BMD）がわずかに増加したことが示されている[16]．このことは，すでにカルシウムおよびビタミン D 欠乏があり，さらに GC 投与を受ける個人にとって特に有用性が高いと考えられる．しかし，この集団におけるカルシウムとビタミン D の補給が骨パラメー

タに及ぼすエビデンスは，幾分異なっている．カルシウムの補充だけでは，RA および免疫疾患を有する患者における GC に起因する BMD の低下を防ぐことはできない[17]．しかし，カルシウムとビタミン D の併用は，RA 患者の無作為化臨床試験において GC 療法中の腰椎および大転子部における BMD の維持に有効であることが示されている[18]．また，さまざまなリウマチ性疾患を有する患者を含む 9 つの試験のメタ分析において，カルシウムとビタミン D の併用は腰椎における BMD の維持に有効であることが示されている[19]．カルシウムとビタミン D 併用による骨折率の改善についての論文には，現在のところ，2 つのメタアナリシスのサブアナリシス（いずれも 2 つの研究のみを含む）[20,21] と，2017 年 ACR ガイドラインの要約[2] がある．これらの研究では，プラセボよりもビタミン D 補充（カルシウムの補充があってもなくても）が有利であることを示していたが，不確実性が高かった．したがって，カルシウムとビタミン D 併用が GC 療法を受けている患者の骨折を予防できるかどうかという疑問に対する正確な答えを出すためには，さらなる研究が必要である．

　現在，わが国のガイドライン 2015 年度版では，食品から 700〜800 mg のカルシウムを，400〜800 IU のビタミン D の摂取が推奨されている[8]．

▶その他の栄養素

　ビタミン K_2 は *in vitro* および *in vivo* で GC によるオートファジーやミトファジーの抑制を解除することで，骨芽細胞機能を回復させるとされる[22]．わが国では低カルボキシル化オステオカルシン（ucOC）の測定が保険適用となっており，高値の場合はビタミン K が多い食品摂取を勧めるか，薬剤の投与を考慮する．

▶タンパク質

　GC は筋肉のタンパク質分解を増加させる一方，インスリンや IGF-1 などの成長因子のシグナルを混乱させることによりタンパク質合成を減少させる．GC 投与による筋肉の減少はグルココルチコイドミオパチーとして知られ，より転倒のリスクを高めている．RA 患者を 1 年間追跡調査したコホートでは，GC による治療はサルコペニアと関連し，プレドニゾロン（PSL）換算で 3.25 mg/日 を超える用量はサルコペニアの重要な独立危険因子と特定されている（オッズ比：8.11）[23]．

　これらの点を踏まえると，適切なタンパク質摂取は筋肉の同化をサポートする上で不可欠である．健常人を対象としたガイドラインでは 0.8 g/kg/日 のタンパク質摂取が推奨されているが[24,25]，高齢者やがん患者など，筋肉が減少しやすい場合はより多い摂取量が推奨される．検索した範囲ではタンパク質摂取を増やすことの有用性を直接的に検討した研究は見られなかった．そのようなエビデンスが得られるまでは，筋肉減少またはサル

コペニアのリスクのある他の疾患に対して出されたガイドラインが参考になるかもしれない．これらによると 1.0〜1.5 g/kg/日 の摂取を目指すことを推奨している[26, 27]．

　上記のタンパク質推奨量は健常成人での量であり，腎機能に問題がある場合は注意が必要である．ループス腎炎を伴う SLE や，糸球体腎炎患者に対する場合は，病気や重症度を考慮した個別のアプローチが必要となり，腎機能の維持に重点を置いた栄養療法が中心となる．腎機能障害がある場合については，KDOQI (Kidney Disease Outcomes Quality Initiative) の提言が参考になる[28]．

▶脂質および糖代謝

　GC は全身的な代謝作用を及ぼし，長期的使用は脂質異常，糖代謝異常，内臓脂肪の増加，中心性肥満およびメタボリック症候群から心血管疾患へのリスクを増加させる．これらの状態はすべて栄養療法の対象となり，適切な栄養指導により，有害な結果が改善される可能性がある．

　一方，GC 療法中の過度の食事制限またはエネルギー制限は推奨されない．十分なエネルギー摂取は身体および代謝機能の維持に必要不可欠であり，過度な制限を行うと身体は生存に必要と考えられるプロセスのためにエネルギーを節約し，骨代謝などの特定の代謝を選択的に抑制することがある[29, 30]．たとえば，肥満閉経後女性群において，推定エネルギー消費量の 65〜75%といった重度のエネルギー制限を行った場合，25〜35%の制限に比して，大腿骨骨密度の減少が見られた[31]．

　個人のエネルギー必要量は，患者の年齢，性別，身体活動レベル，臨床状態などの因子によって大きく異なる．エネルギーの必要量の推定は，複雑で多因子的である．体格，活動レベル，臨床状態などの要因から個人の必要量を割り出す必要がある．

科学的根拠のまとめ

　多くの原発性骨粗鬆症に対する疫学的文献から，通常でもカルシウムやビタミン D の摂取は十分ではない．よって，GC 投与前の個人においても十分な栄養が保持されているとは限らない．そのような状態に，GC 投与の原因となった原疾患の影響が加わり，原疾患の罹患部位によっては吸収障害などさらなる栄養状態の悪化が懸念される．そのような状況下での GC 投与は，原疾患の活動性の改善も期待される一方で，GC 自体のカルシウム代謝，骨代謝への影響が加味されるため，個々の症例へのきめ細かな対応が必要となる．食生活習慣や日照時間は症例の生活する地域差も大きい．現時点では，対象となる疾患が多岐にわたり，確たるエビデンスの構築には至っていないが，原疾患の活動性に不利ではない栄養や運動の介入は必須であり，そのための個別の評価が重要となる．治療薬の効果もカルシウムやビタミン D の補充の上での効果であり，治療薬の

効果を最大限に引き出すためにも栄養や運動の介入は必要である.

文　献

1) *No authors listed*：Recommendations for the prevention and treatment of glucocorticoid-induced osteoporosis：2001 update. American College of Rheumatology Ad Hoc Committee on Glucocorticoid-Induced Osteoporosis. Arthritis Rheum, 44：1496-1503, 2001.

2) Buckley L, Guyatt G, Fink HA, et al.：2017 American College of Rheumatology Guideline for the Prevention and Treatment of Glucocorticoid-Induced Osteoporosis. Arthritis Care Res (Hoboken), 69：1095-1110, 2017.

3) Huybers S, Naber TH, Bindels RJ, et al：Prednisolone-induced Ca2+ malabsorption is caused by diminished expression of the epithelial Ca2+ channel TRPV6. Am J Physiol Gastrointest Liver Physiol, 292：G92-97, 2007.

4) Chotiyarnwong P, McCloskey EV：Pathogenesis of glucocorticoid-induced osteoporosis and options for treatment. Nat Rev Endocrinol, 16：437-447, 2020.

5) Ross AC, Manson JE, Abrams SA, et al.：The 2011 report on dietary reference intakes for calcium and vitamin D from the Institute of Medicine：what clinicians need to know. J Clin Endocrinol Metab, 96：53-58, 2011.

6) Nawata H, Soen S, Takayanagi R, et al；Subcommittee to Study Diagnostic Criteria for Glucocorticoid-Induced Osteoporosis：Guidelines on the management and treatment of glucocorticoid-induced osteoporosis of the Japanese Society for Bone and Mineral Research (2004). J Bone Miner Metab, 23：105-109, 2005.

7) Suzuki Y, Nawata H, Soen S, et al.：Guidelines on the management and treatment of glucocorticoid-induced osteoporosis of the Japanese Society for Bone and Mineral Research：2014 update. J Bone Miner Metab, 32：337-350, 2014.

8) 骨粗鬆症の予防と治療ガイドライン作成委員会：骨粗鬆症の予防と治療ガイドライン 2015 年版. ライフサイエンス出版, 2015.

9) Compston J：Glucocorticoid-induced osteoporosis：an update. Endocrine, 61：7-16, 2018.

10) Compston J, Cooper A, Cooper C, et al.；National Osteoporosis Guideline Group (NOGG)：UK clinical guideline for the prevention and treatment of osteoporosis. Arch Osteoporos, 12：43, 2017.

11) EFSA Panel on Dietetic Products, Nutrition and Allergies (NDA)：Scientific Opinion on Dietary Reference Values for calcium. EFSA J, 13：4101, 2015.

12) Institute of Medicine, Food and Nutrition Board：Dietary Reference Intakes for Calcium and Vitamin D. Washington, DC：National Academies Press, 2011.

13) Dawson-Hughes B, Mithal A, Bonjour JP, et al.：IOF position statement：vitamin D recommendations for older adults. Osteoporos Int, 21：1151-1154, 2010.

14) EFSA Panel on Dietetic Products, Nutrition and Allergies (NDA)：Dietary reference values for vitamin D. EFSA J, 14：e04547, 2016.

15) Kamen DL, Cooper GS, Bouali H, et al.：Vitamin D deficiency in systemic lupus erythematosus. Autoimmun Rev, 5：114-117, 2006.

16) LeBoff MS, Chou SH, Murata EM, et al.：Effects of Supplemental Vitamin D on Bone Health Outcomes in Women and Men in the VITamin D and OmegA-3 TriaL (VITAL). J Bone Miner Res, 35：883-893, 2020.

17) Sambrook P, Birmingham J, Kelly P, et al.：Prevention of corticosteroid osteoporosis. A comparison of calcium, calcitriol, and calcitonin. N Engl J Med, 328：1747-1752, 1993.

18) Buckley LM, Leib ES, Cartularo KS, et al.：Calcium and vitamin D3 supplementation prevents bone loss in the spine secondary to low-dose corticosteroids in patients with rheumatoid arthritis. Ann Intern Med, 125：961-968, 1996.

19) Amin S, LaValley MP, Simms RW, et al.：The role of vitamin D in corticosteroid-induced osteoporosis：a meta-analytic approach. Arthritis Rheum, 42：1740-1751, 1999.

20) Richy F, Ethgen O, Bruyere O, et al.：Efficacy of alphacalcidol and calcitriol in primary and corticosteroid-induced osteoporosis：a meta-analysis of their effects on bone mineral density and fracture rate. Osteoporos Int, 15：301-310, 2004.

21) Homik J, Suarez-Almazor ME, Shea B, et al.：Calcium and vitamin D for corticosteroid-induced osteoporosis. Cochrane Database Syst Rev, 1998：CD000952, 1998.

22) Chen L, Shi X, Weng SJ, et al.：Vitamin K2 Can Rescue the Dexamethasone-Induced Downregulation of Osteoblast Autophagy and Mitophagy Thereby Restoring Osteoblast

Function In Vitro and In Vivo. Front Pharmacol, 11 : 1209, 2020.

23) Yamada Y, Tada M, Mandai K, et al. : Glucocorticoid use is an independent risk factor for developing sarcopenia in patients with rheumatoid arthritis : from the CHIKARA study. Clin Rheumatol, 39 : 1757-1764, 2020.

24) Institute of Medicine : Dietary Reference Intakes for Energy, Carbohydrate, Fiber, Fat, Fatty Acids, Cholesterol, Protein, and Amino Acids. Washington, DC : National Academies Press, 2005.

25) EFSA Panel on Dietetic Products, Nutrition and Allergies (NDA). Scientific Opinion on Dietary Reference Values for protein. EFSA J, 10 : 2557, 2012.

26) Deutz NEP, Bauer JM, Barazzoni R, et al. : Protein intake and exercise for optimal muscle function with aging : recommendations from the ESPEN Expert Group. Clin Nutr, 33 : 929-936, 2014.

27) Arends J, Bachmann P, Baracos V, et al. : ESPEN guidelines on nutrition in cancer patients. Clin Nutr, 36 : 11-48, 2017.

28) Ikizler TA, Burrowes JD, Byham-Gray LD, et al. : KDOQI Clinical Practice Guideline for Nutrition in CKD : 2020 Update. Am J Kidney Dis, 76 : S1-107, 2020.

29) Papageorgiou M, Dolan E, Elliott-Sale KJ, et al. : Reduced energy availability : implications for bone health in physically active populations. Eur J Nutr, 57 : 847-859, 2018.

30) Papageorgiou M, Martin D, Colgan H, et al. : Bone metabolic responses to low energy availability achieved by diet or exercise in active eumenorrheic women. Bone, 114 : 181-188, 2018.

31) Seimon RV, Wild-Taylor AL, Keating SE, et al. : Effect of Weight Loss via Severe vs Moderate Energy Restriction on Lean Mass and Body Composition Among Postmenopausal Women With Obesity : The TEMPO Diet Randomized Clinical Trial. JAMA Netw Open, 2 : e1913733, 2019.

グルココルチコイド誘発性骨粗鬆症の薬物治療開始の基準は？

推　奨

グルココルチコイド誘発性骨粗鬆症（GIOP）の薬物治療開始基準として『ステロイド性骨粗鬆症の管理と治療ガイドライン：2014 年改訂版』のスコアカットオフ値を用いることを推奨する．　　　　□ エビデンスレベル：C　　□ 推奨度：1　　□ 同意度：9.0

■ 文献抽出過程

PubMed および Scopus 検索を用いてグルココルチコイド誘発性 glucocorticoid-induced またはステロイド誘発性 steroid-induced と骨粗鬆症 osteoporosis または骨折 fracture，ならびにグルココルチコイド誘発性骨粗鬆症（GIOP）を含む 2000年以降の論文として 1,519 報が抽出された．そのうち，薬物治療開始の基準に関する推奨文作成の対象文献として 16 件を一次スクリーニング対象とした．CQ に合っていないものと 2014 年以前のガイドラインを除外して一次スクリーニングを行ったところ，9 件が除外され，残った 7 件が二次スクリーニングの対象となり，推奨文作成の対象文献として採用された．各国のガイドラインおよび総説のみであり，narrative review として記載した．

■ 背　景

海外では 1996 年より GIOP の管理のための推奨やガイドラインが発表され，その改訂も行われてきた．2001 年の米国リウマチ学会（ACR）の改訂勧告[1]では，1 日平均プレドニゾロン（PSL）換算 5 mg 以上，3 ヵ月以上使用予定の場合には GC 投与開始時に薬物治療開始を勧め，初めて一次予防を提案した．また，GC 治療をすでに受けている場合には，骨密度 T スコアが−1 未満で薬物治療開始を勧めている．2002 年の英国の改訂ガイドライン[2]では，フローチャートを示し，3 ヵ月以上経口 GC 使用例で，65歳以上，65 歳未満で既存脆弱性骨折あり，65 歳未満で既存脆弱性骨折がなく骨密度T スコアが−1.5 以下，の場合に薬物治療開始を勧めている．その後，わが国の『ステロイド性骨粗鬆症の管理と治療ガイドライン：2004 年改訂版』[3]が示された．692 例のGC 投与例の横断調査と 220 例の GC 投与例の 2 年間の縦断調査の結果から，骨折危険因子を同定して骨折リスクの高い因子から順にフローチャートで治療対象を示した．

経口 GC を 3 ヵ月以上使用中あるいは使用予定の例を対象とし，既存脆弱性骨折ある
いは治療中の新規骨折がある場合，これらの骨折がなく骨密度が若年成人平均値の
80%未満の場合，骨折がなく骨密度が若年成人平均値の 80%以上で 1 日平均 PSL 換
算 5 mg 以上投与の場合に薬物治療開始を勧めている．

　その後，2007 年に WHO より個々の患者の 10 年間の絶対骨折危険率を算定する
ツールとして FRAX[®4)] が提唱された．本ツールには GC 使用の項目も含まれており，
2009 年以降の海外の推奨やガイドラインの多くで本ツールが薬物治療開始基準に採用
されてきた．一方，本ツールは閉経前女性と若年の男性は対象外であり，本ツールで算
定可能なのは主要骨粗鬆症性骨折（上腕骨近位部，橈骨遠位端，大腿骨近位部，臨
床椎体骨折）と大腿骨近位部骨折の発生危険率である．特に GIOP では若年者も多い
ことから椎体骨折の頻度が最も高く，無症候性の椎体骨折も多いが，これら無症候性の
形態学的椎体骨折の危険率が評価できない限界がある．また，多くの項目についてあり，
なしで判定するが，たとえば骨折歴といっても肋骨骨折 1 ヵ所と複数の椎体骨折の既往
では骨折リスクは明らかに異なる．さらに，既存脆弱性骨折の発生時期によっても骨折リ
スクが異なる．そして，GC に関しては，GC の投与量や投与期間に対応しておらず，
GC 投与の既往も含んで骨折危険率が算定され，全体として骨折リスクの過小評価につ
ながる可能性がある．

　このような FRAX[®] の問題点について，国際骨粗鬆症財団 International Osteo-
porosis Foundation (IOF) と欧州骨代謝学会 European Calcified Tissue Society
(ECTS) より GIOP の管理ガイドライン作成のための枠組みが示された[5)]．算定された
主要骨粗鬆症性骨折危険率と大腿骨近位部骨折危険率に対して，1 日平均投与量が
PSL 換算で 2.5 mg 未満の場合はそれぞれ 0.80，0.65 をかけ，7.5 mg 以上の場合
はそれぞれ 1.15，1.20 をかけて補正を行うとされ，FRAX[®] の対象とならない閉経前
女性と 50 歳以下の男性については既存骨折がある場合に薬物治療開始を考慮するとさ
れた．その後に示された英国 NOGG (National Osteoporosis Guideline Group)
のガイドライン[6)] では，1 日平均投与量が PSL 換算で 15 mg 以上の場合，骨折危険率
に対してさらなる補正が必要かもしれないとし，70 歳以上の女性，既存脆弱性骨折があ
る例，高用量の GC 投与例に対しては原則的に薬物療法を行うことが推奨されている．

解　説

　わが国の『ステロイド性骨粗鬆症の管理と治療ガイドライン：2014 年改訂版』[7)] の作
成に当たり，わが国では FRAX[®] の介入閾値が決められていない（薬物治療を開始する
条件として，『骨粗鬆症の予防と治療ガイドライン 2015 年版』[8)] によれば，原発性骨粗
鬆症において既存脆弱性骨折が無く，骨密度が若年成人平均値の 70%より大きく 80%

未満で FRAX® の主要骨粗鬆症性骨折危険率が 15% 以上の場合に開始すると示されているが，FRAX® のみによる介入閾値はこれまでに示されていない）ことと，上記の FRAX® の限界を踏まえて FRAX® は薬物治療開始基準には使用しないこととした．わが国の複数コホートを解析して，わが国独自の骨折危険因子を抽出し，それぞれの危険因子に重み付けをし，スコアを用いて個々の症例の骨折リスクを総合的に評価して，薬物治療開始の基準値を決めることとした．国内の 5 つのコホートを用いて 2 年から 4 年の追跡調査を実施した．3 つの二次予防コホート 903 例を用いてスコアのカットオフ値を解析し，2 つの一次予防コホート 144 例を用いてカットオフ値の検証を行った．骨折の危険因子として，「年齢，1 日平均 GC 投与量，骨密度，既存骨折」が抽出された．ついで，年齢については，「50 歳未満，50 歳以上 65 歳未満，65 歳以上」に，1 日平均 GC 投与量は，「PSL 換算 5 mg 未満，5 mg 以上 7.5 mg 未満，7.5 mg 以上」に，骨密度（腰椎）は「若年成人平均値の 80% 以上，70% 以上 80% 未満，70% 未満」に，既存骨折は，「なし，あり」にカテゴリー化を行い，ハザード比を求めた際のパラメータ推計値を基にしてスコア付けを行った．年齢については，それぞれ「0，2，4」，1 日平均 GC 投与量については，それぞれ「0，1，4」，骨密度（腰椎）については，それぞれ「0，2，4」，既存骨折については，それぞれ「0，7」となった．骨折例と非骨折例を最も効率よく判別できるカットオフ値は 6 であり，一次予防コホートでも同じ結果が得られた．最終的に臨床的見地から，感度を 80% 以上とすることとし，薬物療法開始基準となるスコアのカットオフ値を 3 と決定した[7]．

　その後，ACR の 2017 年のガイドライン[9, 10] では，40 歳以上の例で既存脆弱性骨折あり，GC 投与量が 1 日平均 PSL 換算 30 mg 以上または前の 1 年間の総投与量が 5 g を超す，骨密度が T スコア−2.5 以下（50 歳以上の男性と閉経後女性），FRAX®（先の GC 使用量による補正を利用）の主要骨粗鬆症性骨折危険率 10% 以上，大腿骨近位部骨折危険率 1% を超す，などの場合に薬物治療開始を勧め，40 歳未満の例で既存脆弱性骨折あり，GC 投与量が 1 日平均 PSL 換算 30 mg 以上または前の 1 年間の総投与量が 5 g を超す（30 歳以上），GC の 1 日平均投与量が PSL 換算 7.5 mg 以上で骨密度 Z スコアが−3 未満または骨密度の年間減少が 10% 以上，などの場合に薬物治療開始を勧めている．英国 NOGG の 2017 年のガイドライン[11] では，70 歳以上の女性，既存脆弱性骨折有，高用量（1 日平均 PSL 換算 7.5 mg 以上）使用，FRAX®（先の GC 使用量による補正を利用）の介入閾値以上が薬物治療開始基準として挙げられている．さらに，英国 NOGG の 2022 年のガイドライン[12] では，既存脆弱性骨折がある例，70 歳以上の女性，閉経後女性と 50 歳以上の男性で，高用量（1 日平均 PSL 換算 7.5 mg 以上 3 ヵ月以上，1 日平均 PSL 換算 30 mg 4 週間に相当）使用例，閉経後女性と 50 歳以上の男性で FRAX®（先の GC 使用量による補正を利用）の介入閾

値以上の例，が薬物治療開始基準として挙げられている．

　2000 年から 2020 年までの GIOP に関するガイドラインの薬物治療開始基準に関するシステマティックレビュー[13] によると，14 のガイドラインについてフルテキストのレビューを行い，閉経後女性における骨密度基準に関する 7 つのガイドライン中 3 つは T スコア−2.5 以下とし，4 つは−1.5 以下としていた．2012 年以降に出された 10 のガイドライン中 6 つは FRAX® の介入閾値を採用していたが，そのうち 3 つは固定閾値を採用し，他の 3 つは年齢依存性の変動閾値を採用しており，各国によって異なっていることが示された．また，2000 年から 2021 年までの論文に関する narrative review および GIOP の管理についての推奨[14] によると，閉経後女性と 50 歳以上の男性例では，1 日平均 PSL 換算 7.5 mg 以上，3 ヵ月以上の投与例で骨密度 T スコアが−1.5 未満か既存脆弱性骨折を有する場合，高用量の吸入 GC 使用例（フルチカゾン換算で 1 日 1,500 mg 以上を 2 回）で既存骨折を有する場合，FRAX®（先の GC 使用量による補正を利用）の主要骨粗鬆症性骨折危険率が 20% 以上か大腿骨近位部骨折危険率が 3% 以上の場合には薬物治療開始を勧めている．また，閉経前女性と 50 歳以下の男性についての骨折リスク評価や治療に関するエビデンスが限られているものの，骨折や骨粗鬆症の危険因子を有しているか 1 日平均 PSL 換算 5 mg 以上 3 ヵ月以上の投与となる可能性がある例で，1 日平均 PSL 換算 7.5 mg を超して 3 ヵ月以上投与し骨密度 Z スコアが−1.5 以下の場合，1 日平均 PSL 換算 7.5 mg の経口 GC を使用していて既存骨折を有する場合，経口の総投与量が多く骨密度 Z スコアが−2 未満の場合，に薬物治療を開始することを勧めている．

　このように FRAX® のカットオフ値が決定されている国では，GIOP の薬物治療開始基準としても FRAX® が使用できる年齢の患者に対して用いられていることが多い．しかし，その年代の患者に対しても FRAX® 以外の骨折危険因子も使用されていることが少なくなく，FRAX® が使用できない年齢の患者については他の骨折危険因子を用いて薬物治療開始基準が設定されている．わが国における『ステロイド性骨粗鬆症のガイドライン：2004 年版』の遵守率が低いことが示されており[15]，2014 年度改訂版ではできるだけ煩雑でない薬物治療開始基準を作成する方針でスコア化が採用された．その結果，ガイドライン改訂後の薬物治療率の向上が得られたことが確認されている[16].

科学的根拠のまとめ

　わが国では，FRAX® の明確な薬物治療開始のための介入閾値が決定されていない一方で，GIOP に関しては合計 1,047 例の 2 年から 4 年の縦断コホート調査から危険因子とその重み付けを踏まえてスコアリングシステムとカットオフ値を決定している．そのため，GIOP の薬物治療開始基準として 2014 年改訂版のスコアのカットオフ値をベー

スにした 2023 年版診療アルゴリズム（p.xiii 図 2）を用いることを推奨する.

文　献

1) *No authors listed*：American College of Rheumatology Ad Hoc Committee on Glucocorticoid-Induced Osteoporosis：Recommendations for the prevention and treatment of glucocorticoid-induced osteoporosis：2001 update. Arthritis Rheum, 44：1496-1503, 2001.
2) Bone and Tooth Society, National Osteoporosis Society, Royal College of Physicians：Glucocorticoid-induced osteoporosis：guidelines for prevention and treatment. Royal College of Physicians, 2002.
3) Nawata H, Soen S, Takayanagi R, et al.；Subcommittee to Study Diagnostic Criteria for Glucocorticoid-Induced Osteoporosis：Guidelines on the management and treatment of glucocorticoid-induced osteoporosis of the Japanese Society for Bone and Mineral Research (2004). J Bone Miner Metab, 23：105-109, 2005.
4) Kanis JA, on behalf of the World Health Organization Scientific Group：Assessment of osteoporosis at the primary health care level, WHO Collaborating Centre for Metabolic Bone Diseases, University of Sheffield, 2007.
5) Lakamwasam S, Adachi JD, Agnusdei D, et al.；Joint IOF-ECTS GIO Guidelines Working Group：A framework for the development of guidelines for the management of glucocorticoid-induced osteoporosis. Osteoporos Int, 23：2257-2276, 2012.
6) Compston J, Bowring C, Cooper A, et al.；National Osteoporosis Guideline Group：Diagnosis and management of osteoporosis in postmenopausal women and older men in the UK：National Osteoporosis Guideline Group (NOGG) update 2013. Maturitas, 75：392-396, 2013.
7) Suzuki Y, Nawata H, Soen S, et al.：Guidelines on the management and treatment of glucocorticoid-induced osteoporosis of the Japanese Society for Bone and Mineral Research：2014 update. J Bone Miner Metab, 32：337-350, 2014.
8) 骨粗鬆症の予防と治療ガイドライン作成委員会：骨粗鬆症の予防と治療ガイドライン 2015 年版. ライフサイエンス出版，2015.
9) Buckley L, Guyatt G, Fink HA, et al.：2017 American College of Rheumatology Guideline for the Prevention and Treatment of Glucocorticoid-Induced Osteoporosis. Arthritis Rheumatol, 69：1521-1537, 2017.
10) Buckley L, Guyatt G, Fink HA, et al.：2017 American College of Rheumatology Guideline for the Prevention and Treatment of Glucocorticoid-Induced Osteoporosis. Arthritis Care Res (Hoboken), 69：1095-1110, 2017.
11) Compston J, Cooper A, Cooper C, et al.；National Osteoporosis Guideline Group (NOGG)：UK clinical guideline for the prevention and treatment of osteoporosis. Arch Osteoporos, 12：43, 2017.
12) Gregson CL, Armstrong DJ, Bowden J, et al.：UK clinical guideline for the prevention and treatment of osteoporosis. Arch Osteoporos, 17：58, 2022.
13) Lee TH, Song YJ, Kim H, et al.：Intervention Thresholds for Treatment in Patients with Glucocorticoid-Induced Osteoporosis：Systematic Review of Guidelines. J Bone Metab, 27：247-259, 2020.
14) Herath M, Langdahl B, Ebeling PR, et al.：Challenges in the diagnosis and management of glucocorticoid-induced osteoporosis in younger and older adults. Clin Endocrinol, 96：460-474, 2022.
15) Kirigaya D, Nakayama T, Ishizaki T, et al.：Management and treatment of osteoporosis in patients receiving long-term glucocorticoid treatment：current status of adherence to clinical guidelines and related factors. Intern Med, 50：2793-2800, 2011.
16) Soen S, Kaku M, Okubo N, et al.：Epidemiology of glucocorticoid-induced osteoporosis and management of associated fracture risk in Japan. J Bone Miner Metab, 39：1019-1030, 2021.

活性型ビタミン D は
グルココルチコイド誘発性骨粗鬆症に
対して有用か？

推 奨

エルデカルシトールなどの活性型ビタミン D は，グルココルチコイド（GC）使用予定および使用中の患者に対して腰椎骨密度増加効果，非椎体骨折予防効果を示すため使用を推奨する.

□ エビデンスレベル：B　□ 推奨度：1　□ 同意度：8.0

■ 文献抽出過程

　　PubMed および Scopus のデータベースを用いて文献検索を実施し，グルココルチコイド誘発性 glucocorticoid-induced またはステロイド誘発性 steroid-induced と骨粗鬆症 osteoporosis または骨折 fracture またはグルココルチコイド誘発性骨粗鬆症（GIOP），ならびにビタミン D またはアルファカルシドール alfacalcidol またはカルシトリオール calcitriol またはエルデカルシトール eldecalcitol を含む 2000 年以降の論文として 258 報が抽出された．そのうち，活性型ビタミン D の有用性に関する推奨文作成の対象文献として，197 報を一次スクリーニング対象とした．CQ に適合しない文献を除外してスクリーニングを実施し，9 論文が二次スクリーニングの対象となり，推奨文作成の対象文献として採用した．ネットワークメタアナリシス，メタアナリシス，ランダム化比較試験（RCT）や比較臨床試験（CCT）の結果を総合し，システマティックレビューとして記載した．

■ 背 景

　　海外の GIOP の総説やガイドラインにおいて，治療薬としての活性型ビタミン D の有用性について述べられることはほとんどなく[1-4]，少数においてのみである[5-8]．わが国の『ステロイド性骨粗鬆症の管理と治療ガイドライン：2014 年改訂版』では，アルファカルシドールの推奨度は B，カルシトリオールの推奨度 B，エルデカルシトールの推奨度は C とされている（B：第一選択薬の代替薬，C：推奨するだけの有効性に関するデータが不足，と記載されている）[5]．今回，2000 年以降の活性型ビタミン D を介入群に含んだ，2 つのネットワークメタアナリシス論文，2 つのメタアナリシス論文，4 つの RCT の論文，1 つの CCT の論文をシステマティックレビューに採用した[9-17]．ただし，1999 年の CCT の 1 報[17]は 2020 年の総説[8]より抽出した．

解　説

2021 年に 56 の RCT のネットワークメタアナリシスが発表された[9]．本論文の研究対象者は GC 治療開始時もしくは 3 ヵ月以上の GC 治療中であり，活性型ビタミン D のほかに，ビスホスホネート製剤，デノスマブ，カルシトニン，ラロキシフェン，テリパラチド，カルシウム，天然型ビタミン D が解析対象薬として含まれていた．研究対象者数は成人 6,479 人で，評価項目は椎体骨折予防と非椎体骨折予防であった．非椎体骨折減少については，38 試験，4,676 人が対象で，著者らは，「アルファカルシドールは無治療に比べてオッズ比 0.789 と非椎体骨折減少との関連性を認めた」と述べているが，95％信頼区間（CI）（0.200-3.33）より有意とは判断できなかった．アルファカルシドールの SUCRA は 0.623（13 種類中 5 位）と無治療の 0.501（7 位）より高値であった．椎体骨折予防については，52 試験，6,129 人が対象で，アルファカルシドールは無治療に比べてオッズ比 1.36（95％ CI：0.435-4.15）と椎体骨折減少との有意な関連性を認めなかった．椎体骨折予防についてのアルファカルシドールの SUCRA は 0.309（20 種類中 15 位）と無治療の 0.359（14 位）より低値であった．

2020 年に 51 の RCT のネットワークメタアナリシスが発表された[10]．総研究対象者数は GC 治療中の 6,803 人で，アルファカルシドール，エルデカルシトールを含む 18 薬剤の有用性が検討された．PSL 5 mg/日 相当以上を 3 ヵ月以上内服している 18 歳以上が対象であった．椎体骨折予防効果について，SUCRA は 17 種類の検討でエルデカルシトールが 11 位，アルファカルシドールが 15 位と 天然型ビタミン D_3 の 5 位より下位であった（プラセボは 14 位）．非椎体骨折予防効果について，SUCRA は 10 種類の検討でアルファカルシドールが 4 位，エルデカルシトールが 6 位，とプラセボの 7 位，天然型ビタミン D_3 の 8 位より上位であった．腰椎骨密度について，19 種類の検討で SUCRA はエルデカルシトールが 12 位，アルファカルシドールが 14 位とプラセボの 18 位，天然型ビタミン D_3 の 19 位より上位であった．大腿骨近位部骨密度について，16 種類の検討で SUCRA はエルデカルシトールが 11 位とプラセボの 14 位より上位であった．プラセボや天然型ビタミン D_3 に対するアルファカルシドール，エルデカルシトールの骨折頻度に関するリスク比や骨密度に関する標準化平均値差，SUCRA の具体的数値は記載されていない．

2004 年の GIOP に関する比較臨床試験の 54 論文のメタ解析では，腰痛骨密度，腰椎骨塩量，椎体骨折について，カルシトリオール，アルファカルシドール，ジヒドロタキステロール dihydrotachysterol の 3 種類の活性型ビタミン D の有効性を無治療，プラセボ，天然型ビタミン D_3，カルシウムと比較検討した[11]．腰痛骨密度もしくは腰椎骨塩量の変化率（％）に対する活性型ビタミン D の統合効果量は 0.35（95％CI：0.18，

0.52）であった．椎体骨折に対する相対リスクの統合推定値は 0.56（95%CI：0.34,
0.92）であった．

2002 年の GIOP に関する 45 の RCT のメタ解析では，腰痛骨密度について，ビタ
ミン D の有効性を無治療/カルシウムと比較検討した[12]．ビタミン D 製剤にはカルシトリ
オール，アルファカルシドール，ジヒドロタキステロールなどの活性型ビタミン D やほかの
ビタミン D の剤形も含まれていた．検討にはビスホスホネート製剤，カルシトニン，フッ化
物が含まれていた．研究対象者は経口 GC 投与を受けた 2,659 人であった．無治療/カ
ルシウム群に比べて，ビタミン D 群では腰椎骨密度の変化率（%）において統合効果量
が 0.46（95%CI：0.27-0.62）であった．統合効果量からの換算により，治療開始
12 ヵ月後の腰椎骨密度についてビタミン D 群では無治療/カルシウムに比べて 2.0%の
上昇を示した．

2020 年のエルデカルシトールとアルファカルシドールの非盲検 RCT では，3 ヵ月以上
GC 治療中もしくは GC 開始予定の研究対象者をエルデカルシトール群 178 人とアルファ
カルシドール群 182 人に分け，腰椎骨密度，大腿骨近位部骨密度，大腿骨頸部骨密
度，椎体骨折を検討した[13]．アルファカルシドールに比べて，エルデカルシトール群では
治療開始 12 ヵ月後の腰椎骨密度が 1.29%高く（$p<0.01$），24 ヵ月後の大腿骨近位
部骨密度が 0.97%高く（$p<0.05$），24 ヵ月後の大腿骨頸部骨密度が 1.22%高かった
（$p<0.05$）．両者間において椎体骨折頻度，有害事象に差を認めなかった．

2015 年のカルシトリオール単独群，カルシトリオール＋カルシウム群とカルシウム単独
群の非盲検 RCT では，GC を開始する原発性ネフローゼ症候群研究対象者 66 人を上
記の 3 群に分け，腰椎骨密度，大腿骨頸部骨密度を検討した[16]．治療開始 24 週後の
腰椎骨密度はカルシウム単独群（0.615 ± 0.225 g/cm^2）に比べて，カルシトリオール単
独群では 0.805 ± 0.203 g/cm^2（$p<0.05$）と増加を示した．大腿骨頸部骨密度や有
害事象について両群間で差を認めなかった．

2004 年のアルファカルシドールと天然型ビタミン D$_3$ の非盲検 RCT では，平均 4.4
年 GC 治療中の研究対象者をアルファカルシドール＋カルシウム群（103 人）と天然型
ビタミン D$_3$＋カルシウム群（101 人）に分け，腰椎骨密度，大腿骨頸部骨密度，椎体
骨折，非椎体骨折を検討した[14]．治療開始 36 ヵ月後の腰椎骨密度はアルファカルシドー
ル群では 2.4%上昇したのに対して，天然型ビタミン D$_3$ 群では 0.8%の減少を認め，有
意差を示した（$p<0.0001$）．36 ヵ月後の大腿骨頸部骨密度はアルファカルシドール群で
は 1.2%上昇したのに対して，天然型ビタミン D$_3$ 群では 0.8%の上昇を認め，有意差を
示した（$p<0.006$）．両者間で椎体骨折，非椎体骨折における差を認めなかった．

2003 年の非盲検 RCT では，GC 治療開始時もしくは PSL を 5 mg 以上内服中の成
人 GIOP 研究対象者において，アレンドロネート（64 人），天然型ビタミン D$_2$＋カルシウ

ム（64 人），カルシトリオール（67 人）の腰椎骨密度と大腿骨頸部骨密度に対する効果を検討した[15]．投与開始 24 週後の検討では，腰椎骨密度と大腿骨頸部骨密度において，カルシトリオール群と天然型ビタミン D_2 ＋カルシウム群の間に差を認めなかった．両者に差を認めなかった要因として，観察期間が短かったことが影響している可能性が考えられた．

　1999 年の前方視並行群間比較試験では，GC 治療中の成人 GIOP 研究対象者において，アルファカルシドール＋カルシウム（35 人）と天然型ビタミン D_3 ＋カルシウム（35 人）における腰椎骨密度，椎体骨折，非椎体骨折に対する効果を検討した[17]．アルファカルシドール群では，腰椎骨密度がわずかながら有意に増加した（＋2.0％，$p <$ 0.0001）．大腿骨頸部では有意な変化は見られなかった．天然型ビタミン D_3 群では，両部位とも有意な変化は見られなかった．アルファカルシドール群では，骨折抑制傾向（特に椎体骨折）が認められたが，椎体骨折，非椎体骨折とも統計的有意差は認められなかった．

科学的根拠のまとめ

　活性型ビタミン D を介入群に含んだ，2 つのネットワークメタアナリシス論文[9, 10]，2 つのメタアナリシス論文[11, 12]，4 つの RCT 論文[13-16]，1 つの CCT 論文[17]を採用した．エビデンスのあるアウトカム（腰椎骨密度増加効果，非椎体骨折予防効果）を推奨文に記載した．2 つのネットワークメタアナリシス，2 つのメタアナリシス，3 つの RCT[13, 14, 16]，1 つの CCT[17]において，活性型ビタミン D（エルデカルシトール，アルファカルシドール，カルシトリオール）は腰椎骨密度増加効果を示した．1 つの RCT[15]はカルシトリオールによるその効果を示さなかったが，治療期間が 24 週と短期間であった．2 つのネットワークメタアナリシスにおいて，活性型ビタミン D は非椎体骨折予防効果を示した．対照群の多くは天然型ビタミン D，一部はカルシウム製剤や無治療であることに留意すべきである．バイアスリスクとして，RCT は少なくかつすべて非盲検であった．さらに，プラセボ対照の RCT が少なく，日本人を対象とした RCT は 1 試験のみであった．以上のバイアスリスクからエビデンスレベルを B とした．なお，GC 使用予定患者と使用中患者を分けて検討することはできなかった．また，1 つのネットワークメタアナリシス[10]と 1 つの RCT[13]においてエルデカルシトールによる腰椎骨密度増加が，1 つの RCT[13]においてエルデカルシトールによる大腿骨近位部骨密度，大腿骨頸部骨密度増加が，アルファカルシドールより優れていることが示されたことから，エルデカルシトールの腰椎，大腿骨近位部，大腿骨頸部の骨密度増加効果は，アルファカルシドールより優れていると考えられる．1 つのネットワークメタアナリシス[10]において，エルデカルシトールによる大腿骨近位部骨密度増加がプラセボより優れていることが示された．1 つの RCT[14]において，アルファカル

シドールによる大腿骨頸部骨密度増加が天然型ビタミン D より優れていることが示された. 以上より, エルデカルシトールなどの活性型ビタミン D は, GC 使用予定および使用中の患者に対して, 腰椎骨密度増加効果, 非椎体骨折予防効果を示すため使用を推奨する.

文　献

1) Chotiyarnwong P, McCloskey EV：Pathogenesis of glucocorticoid-induced osteoporosis and options for treatment. Nat Rev Endocrinol, 16：437-447, 2020.
2) Buckley L, Humphrey MB：Glucocorticoid-Induced Osteoporosis. N Engl J Med, 379：2547-2556, 2018.
3) Buckley L, Guyatt G, Fink HA, et al.：2017 American College of Rheumatology Guideline for the Prevention and Treatment of Glucocorticoid-Induced Osteoporosis. Arthritis Rheumatol, 69：1521-1537, 2017.
4) Leipe J, Holle JU, Weseloh C, et al.：German Society of Rheumatology recommendations for management of glucocorticoid-induced osteoporosis. Z Rheumatol, 80：49-63, 2021.
5) Suzuki Y, Nawata H, Soen S, et al.：Guidelines on the management and treatment of glucocorticoid-induced osteoporosis of the Japanese Society for Bone and Mineral Research：2014 update. J Bone Miner Metab, 32：337-350, 2014.
6) Ringe JD：Treatment of glucocorticoid-induced osteoporosis with calcium, vitamin D and D-metabolites. Front Horm Res, 30：127-135, 2002.
7) Pereira RMR, Perez MO, Paula AP, et al.：Guidelines for the prevention and treatment of glucocorticoid-induced osteoporosis：an update of Brazilian Society of Rheumatology (2020). Arch Osteoporos, 16：49, 2021.
8) Ringe JD：Plain vitamin D or active vitamin D in the treatment of osteoporosis：where do we stand today？Arch Osteoporos, 15：182, 2020.
9) Deng J, Silver Z, Huang E, et al.：Pharmacological prevention of fractures in patients undergoing glucocorticoid therapies：a systematic review and network meta-analysis. Rheumatology (Oxford), 60：649-657, 2021.
10) Liu Z, Zhang M, Shen Z, et al.：Efficacy and safety of 18 anti-osteoporotic drugs in the treatment of patients with osteoporosis caused by glucocorticoid：A network meta-analysis of randomized controlled trials. PLoS One, 15：e0243851, 2020.
11) de Nijs RN, Jacobs JW, Algra A, et al.：Prevention and treatment of glucocorticoid-induced osteoporosis with active vitamin D3 analogues：a review with meta-analysis of randomized controlled trials including organ transplantation studies. Osteoporos Int, 15：589-602, 2004.
12) Amin S, Lavalley MP, Simms RW, et al.：The comparative efficacy of drug therapies used for the management of corticosteroid-induced osteoporosis：a meta-regression. J Bone Miner Res, 17：1512-1526, 2002.
13) Matsumoto T, Yamamoto K, Takeuchi T, et al.：Eldecalcitol is superior to alfacalcidol in maintaining bone mineral density in glucocorticoid-induced osteoporosis patients (e-GLORIA). J Bone Miner Metab, 38：522-532, 2020.
14) Ringe JD, Dorst A, Faber H, et al.：Superiority of alfacalcidol over plain vitamin D in the treatment of glucocorticoid-induced osteoporosis. Rheumatol Int, 24：63-70, 2004.
15) Sambrook PN, Kotowicz M, Nash P, et al.：Prevention and treatment of glucocorticoid-induced osteoporosis：a comparison of calcitriol, vitamin D plus calcium, and alendronate plus calcium. J Bone Miner Res, 18：919-924, 2003.
16) Chen Y, Wan JX, Jiang DW, et al.：Efficacy of calcitriol in treating glucocorticoidinduced osteoporosis in patients with nephrotic syndrome：an open-label, randomized controlled study. Clin Nephrol, 84：262-269, 2015.
17) Ringe JD, Cöster A, Meng T, et al.：Treatment of glucocorticoid-induced osteoporosis with alfacalcidol/calcium versus vitamin D/calcium. Calcif Tissue Int, 65：337-340, 1999.

PubMed	CENTRAL	医中誌	Embase	PsycINFO®	CINAHL	Others (　　　)
245			224			

Total records identified through database searching (n = 255)

Additional records identified through other sources (n = 3)

Records screened　(1st Screening) (n = 197)

Records excluded (n = 58)

Full-text articles assessed for eligibility (2nd Screening) (n = 65)

Full-text articles excluded, with reasons (n = 132)

Studies included in qualitative synthesis (n = 25)

Studies included in quantitative synthesis (meta-analysis) (n = 0)

SR-3 二次スクリーニング後の一覧表

文献	研究デザイン	P	I	C	O	コメント
Deng J, et al.:Rheumatology (Oxford), 60: 649-657, 2021.	ネットワークメタアナリシス	GC治療開始時もしくは3ヵ月以上のGC治療中の成人患者. 56件のRCT, 6,479人が対象	アルファカルシドール, カルシトリオール, その他の骨粗鬆症治療薬	プラセボ, ビタミンD, その他の骨粗鬆症治療薬	椎体・非椎体骨折の発生率	(ネットワークメタアナリシス) 治療をマージしない感度分析（サブ解析）において、アルファカルシドールは非椎体骨折のオッズ低下と関連していた
Liu Z, et al.:PLoS One, 15: e0243851, 2020.	ネットワークメタアナリシス	PSL 5 mg/日相当以上を3ヵ月以上内服している18歳以上の成人患者. 51件のRCT, 6,803人が対象	アルファカルシドール, エルデカルシドール, その他の骨粗鬆症治療薬	プラセボ, ビタミンD3, その他の骨粗鬆症治療薬	骨密度の変化率, 骨折の発生率	追加論文：CQ 8, 9, 10, 11には採用されていた（ネットワークメタアナリシス）アルファカルシドール：SUCRAでは、椎体骨折予防効果について、ビタミンD3、プラセボより下位であった。非椎体骨折予防効果、腰椎骨密度増加効果について、ビタミンD3、プラセボより上位であった。エルデカルシドール：ビタミンD3より上位、プラセボより下位であった。非椎体骨折予防効果、腰椎骨密度増加効果については、ビタミンD3、プラセボより上位であった。大腿骨近位部骨密度増加効果にプラセボより上位であった
de Nijs RN, et al.:Osteoporos Int, 15: 589-602, 2004.	メタアナリシス	GIOPの治療もしくは予防に関する比較臨床試験の54論文	カルシトリオール, アルファカルシドール, ジヒドロキシステロール	無治療, プラセボ, ビタミンD3, カルシウム	骨密度・骨量の変化率, 骨折の発生率	腰椎骨密度もしくは腰椎骨塩量の変化率(%)に対する活性型ビタミンDの統合効果量は0.35(95%CI:0.18-0.52)であった。椎体骨折に対する相対リスクの統合推定値は0.56 (95 %CI: 0.34-0.92) であった。
Amin S, et al.:J Bone Miner Res, 17:1512-1526, 2002.	メタアナリシス	45件のRCT, 2,659人がGC治療中	カルシトリオール, アルファカルシドール, ジヒドロキシステロール, 他のビタミンD製剤, その他の骨粗鬆症治療薬	無治療, カルシウム	腰椎骨密度	追加論文：J骨粗鬆症の管理と治療ガイドライン2014年改訂版に記載。活性型ビタミンDの統合効果量(95%CI)は0.46 (0.27-0.62)、12ヵ月後の無治療やカルシウム投与に対する腰椎骨密度の変化率の差は+2.0%
Matsumoto T, et al.:J Bone Miner Metab, 38:522-532, 2020.	RCT, 無作為化非盲検試験	独歩可能な男性もしくは女性で、年齢は20~85歳。GCによる治療を3ヵ月以上受けた、または受ける予定の者。178（エルデカルシドール）vs 182（アルファカルシドール）	エルデカルシドール	アルファカルシドール	腰椎骨密度, 大腿骨近位部骨密度, 大腿骨頸部骨密度, 椎体骨折	腰椎骨密度は試験期間中6ヵ月からエルデカルシドール群とアルファカルシドール群で有意差が認められ、主要評価項目である12ヵ月時点での腰椎骨密度の群間差は1.29%（p＜0.01）であった。24ヵ月後の大腿骨近位部骨密度は、エルデカルシドール群がアルファカルシドール群より有意に高かった（群間差0.97%, p<0.05）。大腿骨頸部骨密度では、24ヵ月時点での両群間に有意差を認めた（群間差1.22%, p<0.05）。椎体骨折の発生率に有意差は認められず、有害事象の発生率も両群間で同様であった。
Ringe JD, et al.:Rheumatol Int, 24:63-70, 2004.	RCT, 無作為化比較試験, 非盲検	アルファカルシドール (n=103), ビタミンD3 (n=101)。GC治療期間の中央値はともに3.0年	アルファカルシドール + カルシウム (グループ A)	ビタミンD3+カルシウム (グループ B)	腰椎骨密度, 大腿骨頸部骨密度, 椎体骨折, 非椎体骨折	腰椎骨密度の増加率中央値はA群で2.4%、B群では0.8%減少した（p<0.0001）。大腿骨頸部骨密度中央値は、A群のほうがB群（0.8%）よりも大きく増加した（p<0.00）。椎体骨折と非椎体骨折の有病率は両群間に差はなかった。

文献	研究デザイン	P	I	C	O	コメント
Sambrook PN, et al.：J Bone Miner Res, 18：919-924, 2003.	RCT，無作為化非盲検試験	20～80歳の男性，もしくは女性．アレンドロネート（n=64），エルゴカルシフェロール+カルシウム（n=64），カルシトリオール（n=67），5 mg以上のPSLのGC治療開始時とGC治療中の両方を含む	カルシトリオール，アレンドロネート	エルゴカルシフェロール+カルシウム	腰椎骨密度，大腿骨頚部骨密度	24週後の腰椎骨密度および大腿骨頚部骨密度は，カルシトリオール群とエルゴカルシフェロール+カルシウム群との間において差を認めなかった
Chen Y, et al.：Clin Nephrol, 84：262-269, 2015.	RCT，無作為化非盲検試験	原発性ネフローゼ症候群に対してGC治療を開始される患者66人を無作為に3群に割り付けた．カルシトリオール単独（n=22），カルシトリオール+炭酸カルシウム（n=23），炭酸カルシウム単独（n=21）	カルシトリオール+炭酸カルシウム	炭酸カルシウム単独	腰椎骨密度，大腿骨頚部骨密度	カルシトリオール投与群は，炭酸カルシウム単独投与群と比較して，腰椎骨密度が有意に高かった（0.805±0.203 g/cm² vs. 0.615±0.225 g/cm²，$p<0.05$）．大腿骨頚部骨密度は，治療24週間後に3群すべてで低下した（$p<0.05$）
Ringe JD, et al.：Calcif Tissue Int, 65：337-340, 1999.	前方視並行群間比較試験	GC治療中の105人	アルファカルシドール+カルシウム	ビタミンD3+カルシウム	腰椎骨密度，椎体骨折，非椎体骨折	追加論文：Review論文（Ringe JD：Arch Osteoporos, 15（1）：182, 2020）に記載．アルファカルシドール群では，腰椎骨密度がわずかながら有意に増加した（+2.0%，$p<0.0001$）．大腿骨頚部では有意な変化は見られなかった．ビタミンD3群では，両部位とも有意な変化は見られなかった．アルファカルシドール群では，骨折抑制傾向（特に椎体骨折）が認められたが，椎体骨折，非椎体骨折とも統計的な有意差は認められなかった

PLoS One, 15（12）：e0243851, 2020.	

患者/参加者（P）：18 歳以上の GIOP 患者　　介入（I）：アルファカルシドールもしくはエルデカルシトール，他の骨粗鬆症治療薬
対照（参照）（C）：プラセボもしくはビタミン D3，他の骨粗鬆症治療薬　　ネットワークメタアナリシス Geometry plot*
アウトカム（O）：腰椎骨密度変化率　　セッティング（S）：

総研究数 参加者数		相対効果** （95%CrI）	予測される絶対効果***（95%CrI）			エビデンスの 確実性	順位**** （95%CrI）	結果の解釈
			介入なし	介入あり	差			
51	6,803		プラセボ	アルファカルシドール		中等度の質	14（SUCRA の順位）	
			プラセボ	エルデカルシトール		中等度の質	12	
				ラロキシフェン				
				パミドロネート				
				デノスマブ				
				クロドロネート				
				モノフルオロリン酸				
				フッ化ナトリウム				
				テリパラチド				
				カルシウム				
				カルシトニン				
				ミノドロネート				
				アレンドロネート				
				イバンドロネート				
				ゾレドロン酸				
				エチドロネート				
				リセドロネート				
				ビタミン D3			18	
				無治療			19	

　　*　　実線は直接比較
　　**　　推定値はオッズ比．CrI は確信区間（ベイジアンアプローチによる）．
　　***　　予測される絶対効果：介入群と対照群の絶対リスクの差．
　　****　　Surface Under the Cumulative Ranking（SUCRA）と効果に対する確信区間を提示．
　　　　　順位の統計値はその治療が 1 位，2 位，…，n 位になる確率である．

GRADE によるエビデンスの確実性
高い質：真の効果が効果推定値に近いことに非常に確信がある．
中等度の質：効果推定値に中等度の確信がある：真の効果は効果推定値に近い可能性が高いがかなり異なる可能性がある．
低い質：効果推定値に対する確信は限られている：真の効果は効果推定値とかなり異なるかもしれない．
非常に低い質：効果推定値にほとんど確信が持てない：真の効果はかなり異なる可能性がある．

解説脚注

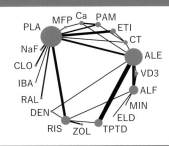

RAL＝raloxifene, PAM＝pamidronate, DEN＝denosumab, CLO＝clodronate, MFP＝monofluorophosphate, NaF＝sodium fluoride, TPTD＝teriparatide, Ca＝calcium, CT＝calcitonin, MIN＝minodronate, ALE＝alendronate, ELD＝eldecalcitol, IBA＝ibandronate, ALF＝alfacalcidol, ZOL＝zoledronic acid, ETI＝etidronate, RIS＝risedronate, PLA＝placebo, VD3＝VitaminD₃

PLoS One, 15（12）:e0243851, 2020.

患者/参加者（P）:18歳以上の GIOP 患者　　　　介入（I）:アルファカルシドールもしくはエルデカルシトール，他の骨粗鬆症治療薬
対照（参照）（C）:プラセボもしくはビタミン D3，他の骨粗鬆症治療薬　　　ネットワークメタアナリシス Geometry plot*
アウトカム（O）:大腿骨近位部骨密度変化率　　　セッティング（S）:

総研究数 参加者数	相対効果** （95%Crl）	予測される絶対効果***（95%Crl）			エビデンスの 確実性	順位**** （95%Crl）	結果の解釈
		介入なし	介入あり	差			
26　3,946		プラセボ	エルデカルシトール		中等度の質	12（SUCRA の順位）	
			ラロキシフェン				
			パミドロネート				
			デノスマブ				
			クロドロネート				
			フッ化ナトリウム				
			テリパラチド				
			カルシウム				
			カルシトニン				
			ミノドロネート				
			アレンドロネート				
			イバンドロネート				
			ゾレドロン酸				
			エチドロネート				
			リセドロネート				
			無治療			14	

*　　実線は直接比較
**　　推定値はオッズ比．Crl は確信区間（ベイジアンアプローチによる）．
***　　予測される絶対効果:介入群と対照群の絶対リスクの差．
****　Surface Under the Cumulative Ranking（SUCRA）と効果に対する確信区間を提示．
　　　　順位の統計値はその治療が 1 位, 2 位, ..., n 位になる確率である．

GRADE によるエビデンスの確実性
高い質:真の効果が効果推定値に近いことに非常に確信がある．
中等度の質:効果推定値に中等度の確信がある:真の効果は効果推定値に近い可能性が高いがかなり異なる可能性がある．
低い質:効果推定値に対する確信は限られている:真の効果は効果推定値とかなり異なるかもしれない．
非常に低い質:効果推定値にほとんど確信が持てない:真の効果はかなり異なる可能性がある．

解説脚注

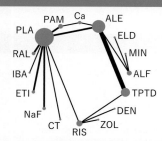

RAL＝raloxifene, PAM＝pamidronate, DEN＝denosumab,
NaF＝sodium fluoride, TPTD＝teriparatide, Ca＝calcium, CT＝calcitonin,
MIN＝minodronate, ALE＝alendronate, ELD＝eldecalcitol, IBA＝ibandronate,
ALF＝alfacalcidol, ZOL＝zoledronic acid, ETI＝etidronate, RIS＝risedronate,
PLA＝placebo, VD3＝VitaminD3

PLoS One, 15（12）：e0243851, 2020.

患者/参加者（P）：18 歳以上の GIOP 患者　　介入（I）：アルファカルシドールもしくはエルデカルシトール，他の骨粗鬆症治療薬
対照（参照）（C）：プラセボもしくはビタミン D3，他の骨粗鬆症治療薬　　ネットワークメタアナリシス Geometry plot*
アウトカム（O）：椎体骨折発生率　　セッティング（S）：

総研究数 参加者数		相対効果** （95%CrI）	予測される絶対効果***（95%CrI）			エビデンスの 確実性	順位**** （95%CrI）	結果の解釈
			介入なし	介入あり	差			
24	4,796		プラセボ	アルファカルシドール		中等度の質	15（SUCRA の順位）	プラセボより順位が低い
			プラセボ	エルデカルシトール		中等度の質	11	ビタミン D3 の順位より低いので椎体骨折予防効果は低いと考えられる.
				ラロキシフェン				
				パミドロネート				
				デノスマブ				
				クロドロネート				
				モノフルオロリン酸				
				フッ化ナトリウム				
				テリパラチド				
				カルシトニン				
				ミノドロネート				
				アレンドロネート				
				ゾレドロン酸				
				エチドロネート				
				リセドロネート				
				ビタミン D3			5	
				無治療			14	

　　*　　実線は直接比較
　　**　　推定値はオッズ比. CrI は確信区間（ベイジアンアプローチによる）.
　　***　　予測される絶対効果：介入群と対照群の絶対リスクの差.
　　****　Surface Under the Cumulative Ranking（SUCRA）と効果に対する確信区間を提示.
　　　　　順位の統計値はその治療が 1 位, 2 位, …, n 位になる確率である.

GRADE によるエビデンスの確実性
高い質：真の効果が効果推定値に近いことに非常に確信がある.
中等度の質：効果推定値に中等度の確信がある：真の効果は効果推定値に近い可能性が高いがかなり異なる可能性がある.
低い質：効果推定値に対する確信は限られている：真の効果は効果推定値とかなり異なるかもしれない.
非常に低い質：効果推定値にほとんど確信が持てない：真の効果はかなり異なる可能性がある.

解説脚注

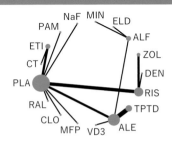

RAL＝raloxifene, PAM＝pamidronate, DEN＝denosumab, CLO＝clodronate, MFP＝monofluorophosphate, NaF＝sodium fluoride, TPTD＝teriparatide, CT＝calcitonin, MIN＝minodronate, ALE＝alendronate, ELD＝eldecalcitol, ALF＝alfacalcidol, ZOL＝zoledronic acid, ETI＝etidronate, RIS＝risedronate, PLA＝placebo, VD3＝VitaminD3

PLoS One, 15（12）：e0243851, 2020.

患者/参加者（P）：18 歳以上の GIOP 患者　　介入（I）：アルファカルシドールもしくはエルデカルシトール，他の骨粗鬆症治療薬
対照（参照）（C）：プラセボもしくはビタミン D3，他の骨粗鬆症治療薬　　　　ネットワークメタアナリシス Geometry plot*
アウトカム（O）：非椎体骨折発生率　　セッティング（S）：

総研究数 参加者数	相対効果** （95%CrI）	予測される絶対効果*** （95%CrI）			エビデンスの 確実性	順位**** （95%CrI）	結果の解釈
		介入なし	介入あり	差			
13　3,455		プラセボ	アルファカルシドール		中等度の質	4（SUCRA の順位）	
		プラセボ	エルデカルシトール		中等度の質	6	
			デノスマブ				
			テリパラチド				
			アレンドロネート				
			イバンドロネート				
			エチドロネート				
			リセドロネート				
			ビタミン D3			8	
			無治療			7	

　　　*　実線は直接比較
　　**　推定値はオッズ比，CrI は確信区間（ベイジアンアプローチによる）．
　***　予測される絶対効果：介入群と対照群の絶対リスクの差．
****　Surface Under the Cumulative Ranking（SUCRA）と効果に対する確信区間を提示．
　　　順位の統計値はその治療が 1 位，2 位，…，n 位になる確率である．

GRADE によるエビデンスの確実性
高い質：真の効果が効果推定値に近いことに非常に確信がある．
中等度の質：効果推定値に中等度の確信がある：真の効果は効果推定値に近い可能性が高いがかなり異なる可能性がある．
低い質：効果推定値に対する確信は限られている：真の効果は効果推定値とかなり異なるかもしれない．
非常に低い質：効果推定値にほとんど確信が持てない：真の効果はかなり異なる可能性がある．

解説脚注

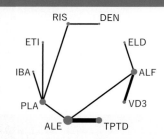

DEN＝denosumab, TPTD＝teriparatide, ALE＝alendronate, ELD＝eldecalcitol,
IBA＝ibandronate, ALF＝alfacalcidol, ETI＝etidronate, RIS＝risedronate,
PLA＝placebo, VD3＝VitaminD3

Rheumatology（Oxford），60（2）：649-657，2021．

治療をマージしない感度分析（サブ解析）

患者／参加者（P）：18歳以上のGIOP患者　　介入（I）：アルファカルシドールもしくはカルシトリオール、他の骨粗鬆症治療薬

対照（参照）（C）：プラセボもしくはビタミンD、他の骨粗鬆症治療薬　　　ネットワークメタアナリシス Geometry plot*

アウトカム（O）：椎体骨折発生率　　セッティング（S）：

総研究数 参加者数	相対効果** （95%CrI）	予測される絶対効果***（95%CrI）			エビデンスの 確実性	順位**** （95%CrI）	結果の解釈
		介入なし	介入あり	差			
53　6,333	1.36（0.435-4.159）	プラセボ	アルファカルシドール		中等度の質	15（SUCRA 0.309）	
	3.59（0.159-85.49）		カルシトリオール		中等度の質	18（0.212）	
	0.488（0.229-1.07）		アレンドロネート			7（0.626）	
	0.734（0.213-2.55）		カルシトニン			11（0.487）	
	0.430（0.171-1.07）		クロドロネート			6（0.662）	
	4.66（0.0238-580.）		結合型			16（0.257）	
	0.315（0.112-0.916）		デノスマブ			4（0.75）	
	0.656（0.403-1.059）		エチドロネート			10（0.516）	
	0.999（0.0607-16.59）		イバンドロネート			13（0.436）	
	4.57（0.205-117.）		MFP			19（0.182）	
	2.05（0.456-9.239）		フッ化ナトリウム			17（0.229）	
	0.448（0.0543-3.95）		パミドロネート			8（0.617）	
	0.158（0.00807-3.109）		ラロキシフェン			2（0.786）	
	0.501（0.299-0.867）		リセドロネート			9（0.616）	
	0.143（0.0550-0.383）		テリパラチド			1（0.904）	
	0.231（0.0227-2.29）		チアジド			3（0.76）	
	3.23（0.799-13.1）		ビタミンD			20（0.142）	
	0.272（0.00887-7.46）		ビタミンK			5（0.692）	
	0.807（0.169-3.87）		ゾレドロン酸			12（0.459）	
			無治療			14（0.359）	

* 　　実線は直接比較

** 　　推定値はオッズ比．CrIは確信区間（ベイジアンアプローチによる）．

*** 　　予測される絶対効果：介入群と対照群の絶対リスクの差．

**** 　　Surface Under the Cumulative Ranking（SUCRA）と効果に対する確信区間を提示．
　　　　順位の統計値はその治療が1位，2位，…，n位になる確率である．

GRADEによるエビデンスの確実性

高い質：真の効果が効果推定値に近いことに非常に確信がある．

中等度の質：効果推定値に中等度の確信がある：真の効果は効果推定値に近い可能性が高いがかなり異なる可能性がある．

低い質：効果推定値に対する確信は限られている：真の効果は効果推定値とかなり異なるかもしれない．

非常に低い質：効果推定値にほとんど確信が持てない：真の効果はかなり異なる可能性がある．

解説脚注

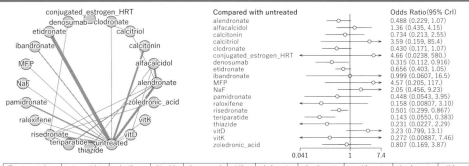

Treatment Arm	teriparatide	raloxifene	thiazide	denosumab	vitK	clodronate	alendronate	pamidronate	risedronate	etidronate
SUCRA	0.904	0.786	0.76	0.75	0.692	0.662	0.626	0.617	0.616	0.516
Rank	1	2	3	4	5	6	7	8	9	10

Treatment Arm	calcitonin	zoledronic_acid	ibandronate	untreated	alfacalcidol	conjugated_estrogen_HRT	NaF	calcitriol	MFP	vitD
SUCRA	0.487	0.459	0.436	0.359	0.309	0.257	0.229	0.212	0.182	0.142
Rank	11	12	13	14	15	16	17	18	19	20

Rheumatology (Oxford), 60（2）：649–657, 2021.

治療をマージしない感度分析（サブ解析）

患者/参加者（P）：18 歳以上の GIOP 患者　　介入（I）：アルファカルシドールもしくはカルシトリオール，他の骨粗鬆症治療薬
対照（参照）（C）：プラセボもしくはビタミン D，他の骨粗鬆症治療薬　　ネットワークメタアナリシス Geometry plot*
アウトカム（O）：非椎体骨折発生率　　セッティング（S）：

総研究数 参加者数		相対効果** （95%CrI）	予測される絶対効果***（95%CrI）			エビデンスの 確実性	順位**** （95%CrI）	結果の解釈
			介入なし	介入あり	差			
38	4,852	0.789（0.200–3.33）	プラセボ	アルファカルシドール		中等度の質	5（0.623）	
		0.660（0.300–1.48）		アレンドロネート			1（SUCRA 0.737）	
		1.39（0.200–10.6）		カルシトニン			8（0.392）	
		1.46（0.122–19.9）		カルシウム			9（0.39）	
		1.73（0.685–4.51）		デノスマブ			13（0.239）	
		0.792（0.403–1.49）		エチドロネート			4（0.635）	
		0.542（0.0935–3.27）		イバンドロネート			2（0.72）	
		1.91（0.455–7.89）		フッ化ナトリウム			12（0.258）	
		0.691（0.0381–11.49）		パミドロネート			6（0.598）	
		1.21（0.704–2.06）		リセドロネート			10（0.387）	
		0.734（0.319–1.76）		テリパラチド			3（0.667）	
		1.40（0.287–6.72）		ビタミン D			11（0.353）	
				無治療			7（0.501）	

> *　　　実線は直接比較．
> **　　推定値はオッズ比，CrI は確信区間（ベイジアンアプローチによる）．
> ***　　予測される絶対効果：介入群と対照群の絶対リスクの差．
> ****　Surface Under the Cumulative Ranking（SUCRA）と効果に対する確信区間を提示．
> 　　　　順位の統計値はその治療が 1 位，2 位，…，n 位になる確率である．

GRADE によるエビデンスの確実性
高い質：真の効果が効果推定値に近いことに非常に確信がある．
中等度の質：効果推定値に中等度の確信がある：真の効果は効果推定値に近い可能性が高いがかなり異なる可能性がある．
低い質：効果推定値に対する確信は限られている：真の効果は効果推定値とかなり異なるかもしれない．
非常に低い質：効果推定値にほとんど確信が持てない：真の効果はかなり異なる可能性がある．

解説脚注

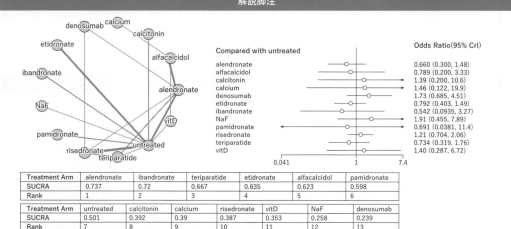

ビスホスホネート製剤は
グルココルチコイド誘発性骨粗鬆症に
対して有用か？

推　奨

窒素含有ビスホスホネート製剤は，グルココルチコイド（GC）使用予定または使用中の患者に対して，腰椎・大腿骨骨密度の増加効果や椎体・非椎体骨折予防効果のエビデンスがあり使用を推奨する． □ エビデンスレベル：A　□ 推奨度：1　□ 同意度：9.0

■ 文献抽出過程

　　PubMed および Scopus のデータベースを用いて文献検索を実施し，グルココルチコイド誘発性 glucocorticoid-induced またはステロイド誘発性 steroid-induced と骨粗鬆症 osteoporosis または骨折 fracture，ならびにグルココルチコイド誘発性骨粗鬆症（GIOP），さらにビスホスホネート bisphosphonate またはアレンドロネート alendronate またはイバンドロネート ibandronate またはリセドロネート risedronate またはミノドロネート minodronate またはゾレドロネート zoledronate を含む 2000 年以降の論文として 488 報が抽出された．そのうち "ビスホスホネート製剤は有用か？" に関する推奨文作成の対象文献として 372 報を一次スクリーニング対象とした．CQ に適合しない文献を除外してスクリーニングを実施し，149 論文が二次スクリーニングの対象となり，最終的に 8 文献を推奨文作成の対象文献として採用した．ネットワークメタアナリシス 3 件，ランダム化比較試験（RCT）5 件の結果を総合し，システマティックレビューとして記載した．

■ 背　景

　　『ステロイド性骨粗鬆症の管理と治療ガイドライン：2014 年改訂版』においては，GIOP に対する薬物療法の効果に関するエビデンスは限定的であり，骨折抑制効果を主要評価項目として検討した臨床試験はないとした上で，ビスホスホネートは RCT の副次的評価項目として骨折抑制効果が明らかとなっているとした．なかでも，アレンドロネート，リセドロネートは複数の RCT において，一次予防および二次予防の両者で腰椎・大腿骨骨密度低下の抑制効果が認められ，主要評価項目ではないが，椎体骨折を有意に抑制することが示されていることから，両剤は推奨度A，第一選択薬として位置づけられた．また，イバンドロネートは一次予防に関するデータは少ないものの，二次予防試験において腰椎・大腿骨骨密度を有意に上昇させ，アルファカルシドールに比べて有意に椎体骨

折を減少させたことから，推奨度 B，代替え薬の位置づけとなった．その他，エチドロネートおよびミノドロン酸の記載があるが，両剤とも推奨度 C となっていた．『ステロイド性骨粗鬆症の管理と治療ガイドライン：2014 年改訂版』では，ゾレドロネートの記載はなかった．

解　説

　本 CQ は，製剤の種類・剤型などの多様性，汎用性，ジェネリック医薬品を含む医療経済の観点からも重要である．メタアナリシスを含むシステマティックレビューの結果より，薬剤間に効果の差がある可能性はあるが，GIOP の予防・治療ともに腰椎・大腿骨骨密度の増加効果や椎体・非椎体骨折予防効果の高いエビデンスがあり，使用を推奨されると考えた．本 CQ に対する推奨の作成には，椎体・非椎体骨折抑制効果/腰椎・大腿骨近位部骨密度増加効果/GC 使用予定（使用 3 ヵ月以内）もしくは使用中（3 ヵ月以上）の患者における上記効果を重要視した．益と害のバランスについては，長期投与のエビデンスは不足していると考えられるが，現時点では骨折予防効果や骨密度増加効果の益が，非定型大腿骨骨折や顎骨壊死などの害のバランスを上回ると考えられた．また，患者・市民の価値観・希望から考えても，多様な剤型（錠剤・ゼリー製剤・静注）を有するという汎用性や，ジェネリック医薬品を有するという経済性・費用対効果からも推奨されると考えた．『ステロイド性骨粗鬆症の管理と治療ガイドライン：2014 年改訂版』からの変更点については，おもにミノドロン酸とイバンドロネート，ゾレドロネートのエビデンスが追加され，エチドロネートの記載を除外した．

科学的根拠のまとめ

　『ステロイド性骨粗鬆症の管理と治療ガイドライン：2014 年改訂版』において，推奨度 A，第一選択薬とされたアレンドロネート，リセドロネートの両剤に関して，これを否定する新たなエビデンスは存在せず，引き続き最も推奨できる推奨度 1，第一選択薬と考えた．アレンドロネートに関しては新たなエビデンスの追加はないが，リセドロネートに関しては新たにネットワークメタアナリシスにおいて，椎体骨折の予防効果が示されたほか[1]，若年者（4~18 歳）を対象とした RCT においても，腰椎骨密度の Z スコアで評価した場合に，プラセボあるいはアルファカルシドールに対する優越性が示されたことから[2]，ビスホスホネートの中でも特に推奨度が高いものと考えられた．ミノドロン酸については，わが国における RCT においてミノドロン酸とアルファカルシドールの併用は，アルファカルシドール単剤よりも予防群（GC 内服が 3 ヵ月以内）と治療群（GC 内服が 3 ヵ月を超える）の両群で腰椎・大腿骨近位部の骨密度を有意に増加させ，骨形成・骨吸収マーカーを有意に抑制する効果があった．一方，椎体骨折抑制効果については症例数が少なく判断

は困難と考えられた[3]．ほかにエビデンスレベルの高い報告は認められなかった．以上より，推奨度を 2 とした．イバンドロネートについては，ネットワークメタアナリシスにおいて GC 投与量が 7.5 mg 以上の場合に，椎体骨折の予防効果が示された[1]．また，静注製剤においては，椎体骨折に対して，GC 使用 3 ヵ月未満の一次予防において効果が示された[1]．複数のネットワークメタアナリシスにおいて，イバンドロネートの非椎体骨折の抑制効果が示された[4,5]．さらに，閉経後女性を対象とした RCT においても，腰椎骨密度で評価した場合に，プラセボに対するイバンドロネート経口製剤の優越性が示された[6]．以上より，推奨度を 1 とした．ゾレドロネートについては，RCT においてリセドロネートより有意に優れた椎体骨密度増加効果が報告された[7]．また，若年者（5~17 歳）を対象とした RCT においても，プラセボより有意に高い 12 ヵ月後の腰椎骨密度（Z スコア）の増加率が示された[8]．一方，椎体・非椎体骨折抑制効果については，ネットワークメタアナリシスの SUCRA の結果から，他のビスホスホネートと同等と考えられた．以上より，推奨度は 1 とした．エチドロネートに関しては，新たなエビデンスに乏しく，臨床現場において使用機会が少ないと考えられることから記載から除外した．

文　献

1) Ding L, Hu J, Wang D, et al.：Efficacy and safety of First-and Second-Line Drugs to Prevent Glucocorticoid-Induced Fractures. J Clin Endocrinol Metab, 105：dgz023, 2020.

2) Rooney M, Bishop N, Davidson J, et al.；British Society for Paediatric and Adolescent Rheumatology UK：The prevention and treatment of glucocorticoid-induced osteopaenia in juvenile rheumatic disease：A randomised double-blind controlled trial. EClinicalMedicine, 12：79-87, 2019.

3) Soen S, Yamamoto K, Takeuchi T, et al.：Minodronate combined with alfacalcidol versus alfacalcidol alone for glucocorticoid-induced osteoporosis：a multicenter, randomized, comparative study. J Bone Miner Metab, 38：511-521, 2020.

4) Deng J, Silver Z, Huang E, et al.：Pharmacological prevention of fractures in patients undergoing glucocorticoid therapies：a systematic review and network meta-analysis. Rheumatology (Oxford), 60：649-657, 2021.

5) Liu Z, Zhang M, Shen Z, et al.：Efficacy and safety of 18 anti-osteoporotic drugs in the treatment of patients with osteoporosis caused by glucocorticoid：A network meta-analysis of randomized controlled trials. PLoS One, 15：e0243851, 2020.

6) Hakala M, Kröger H, Valleala H, et al.；ONCE trial group：Once-monthly oral ibandronate provides significant improvement in bone mineral density in postmenopausal women treated with glucocorticoids for inflammatory rheumatic diseases：a 12-month, randomized, double-blind, placebo-controlled trial. Scand J Rheumatol, 41：260-266, 2012.

7) Reid DM, Devogelaer JP, Saag K, et al.；HORIZON investigators：Zoledronic acid and risedronate in the prevention and treatment of glucocorticoid-induced osteoporosis (HORIZON)：a multicentre, double-blind, double-dummy, randomised controlled trial. Lancet, 373：1253-1263, 2009.

8) Ward LM, Choudhury A, Alos N, et al.：Zoledronic Acid vs Placebo in Pediatric Glucocorticoid-induced Osteoporosis：A Randomized, Double-blind, Phase 3 Trial. J Clin Endocrinol Metab, 106：e5222-e5235, 2021.

PubMed	CENTRAL	医中誌	Embase	PsycINFO®	CINAHL	Others ( )
326			371			

Total records identified through
database searching (n = 488)

Additional records identified through
other sources (n =)

Records screened　(1st Screening)
(n = 372)

Records excluded
(n = 116)

Full-text articles assessed for eligibility
(2nd Screening) (n = 149)

Full-text articles excluded,
with reasons
(n = 223)

Studies included in qualitative synthesis
(n = 50)

Studies included in quantitative synthesis
(meta-analysis) (n = 8)

SR-3 二次スクリーニング後の一覧表

文献	研究デザイン	P	I	C	O	コメント
Ding L, et al.：J Clin Endocrinol Metab, 105：dgz023, 2020.	ネットワークメタアナリシス	22文献 19試験 4,328人のGIOPおよびGC治療を開始された人、3ヵ月以上受けている人	デノスマブ（60 mg/6ヵ月）テリパラチド（20 µg/日）アレンドロネート（5 or 10 mg/日, 35 or 70 mg/週）リセドロネート（5 mg/日, 35 mg/週）イバンドロネート（150 mg/月, 経口, 2 mg/3ヵ月, 静注）ゾレドロネート（5 mg/年）	プラセボおよび各薬剤	主要評価項目：リセドロネート：椎体骨折, RR：0.33, 95%CI：0.19−0.58 サブグループ解析：アレンドロネート：GC 7.5 mg/日以上, 椎体骨折, RR：0.33, 95%CI：0.12−0.93 イバンドロネート（静注）：GC 治療 3ヵ月未満の椎体骨折（一次予防）, RR：0.25, 95%CI：0.06−0.99	アレンドロネート, リセドロネート, イバンドロネートはわが国と用法用量が異なる study が組み込まれている
Rooney M, et al.：EClinical Medicine, 12：79−87, 2019.	RCT	217人の4～18歳の若年性関節リウマチ疾患、SLE, 皮膚筋炎, 血管炎でGCによる治療を受けている人	リセドロネート（体重が30 kg未満：1 mg/kg/日）（体重が30 kg以上：35 mg/週）	プラセボ アルファカルシドール（15 ng/kg/日（max 1 µg））	1年後の腰椎骨密度 Z スコアの変化 対プラセボ：0.274, 95%CI：0.061−0.487, $p<0.001$ 対アルファカルシドール：0.326, 95%CI：0.109−0.543, $p<0.001$	すべての対象者は、500 mg/日のカルシウムと400 IU/日の天然型ビタミンDの投与を受けている PSL換算で、0.2 mg/kg/日以下の低用量群と0.2 mg/kg/日以上の中～高用量群が概ね半数ずつ含まれる 二次エンドポイントである非椎体骨折については、1年の経過中に各群で有意差を認めなかった リセドロネートの投与量がわが国の倍量。一次予防と二次予防を含む
Hakala M, et al.：Scand J Rheumatol, 41：260−266, 2012.	RCT	140人の炎症性リウマチ疾患の閉経後白人女性（50～85歳で閉経後1年以上経過している人）（5～15 mg/日のPSL）（腰椎骨密度（L1-4）が正常あるいはT-score>−2.0の骨量減少に該当する人）	イバンドロネート（経口, 150 mg/月）	プラセボ	12ヵ月後の腰椎骨密度（L1-L4）の変化 イバンドロネート：3.2% プラセボ：−0.1% $p<0.001$	すべての対象者は、1,000 mg/日のカルシウムと800 IU/日の天然型ビタミンDの投与を受けている 二次エンドポイントである大腿骨転子部, 頸部, 近位部でも有意差あり。イバンドロネートの投与量がわが国の1.5倍量。一次予防と二次予防を含む。両者とも有意差あり
Deng J, et al.：Rheumatology(Oxford), 60：649−657, 2021.	ネットワークメタアナリシス	GC服用中の成人患者	アレンドロネート, デノスマブ, リセドロネート, エチドロネート, イバンドロネート, テリパラチド, アルファカルシドール	プラセボおよび各薬剤	（ネットワークメタアナリシス）56件のRCTを対象とした。アレンドロネートとテリパラチドは、椎体骨折と非椎体骨折の両方のオッズを減少させることがわかった。デノスマブとリセドロネートは、椎体骨折のオッズ低下と関連し、エチドロネート、イバンドロネート、アルファカルシドールは非椎体骨折のオッズ低下と関連していた	

文献	研究デザイン	P	I	C	O	コメント
Liu Z, et al.: PLoS One, 15: e0243851, 2020.	ネットワークメタアナリシス	GIOPのネットワークメタアナリシス：56件のRCTを対象とした	テリパラチド vs イバンドロネート vs ラロキシフェン vs デノスマブ vs カルシトニン	プラセボおよび各薬剤	(ネットワークメタアナリシス)35試験を対象とした。テリパラチドとイバンドロネートはGIOP患者の椎体骨折および非椎体骨折のリスクを低減させる。ラロキシフェンとデノスマブの長期使用は腰椎とtotal hipのBMDを増加させる。アレンドロネートとテリパラチドは椎体骨折と非椎体骨折の両方のオッズを減少させることがわかった。デノスマブとリセドロネートは椎体骨折のオッズ低下と関連し、エチドロネート、イバンドロネート、アルファカルシドールは非椎体骨折のオッズ低下と関連していた	
Reid DM, et al.: Lancet, 373: 1253-1263, 2009.	RCT	7.5 mg/日以上の経口PSL (または同等の全身性GC)を投与され、12ヵ月以上GC治療を継続すると予想される18〜85歳の患者	ゾレドロン酸5 mg静注/12ヵ月	リセドロン酸5 mg内服/日	GCの使用に伴う骨量減少の予防と治療において、ゾレドロン酸5 mg単回静脈内注射は、リセドロネート5 mg連日経口投与よりも非劣性で、おそらくより有効で、患者にとってより受け入れやすいものである	リセドロネートの用量がわが国の2倍
Ward LM, et al.: J Clin Endocrinol Metab, 106: e5222-e5235, 2021.	RCT	小児GIOP (5〜17歳)	ゾレドロン酸静注0.05 mg/kgを毎月12ヵ月間投与	プラセボ	小児GIOPに対するゾレドロネート静注の有効性と安全性をプラセボと比較検討。ゾレドロネート群では1年間で腰椎骨密度のZスコアがプラセボ群に比べ有意に増加した。有害事象の多くは初回投与後に発生した	対象が小児のみ
Soen S, et al.: J Bone Miner Metab, 38:511-521, 2020.	RCT	20〜85歳、3ヵ月以上GC経口投与中/投与予定の患者(その他基準あり)	ミノドロネート (50 mg/4週間) +アルファカルシドール (1 μg/日)	アルファカルシドール (1 μg/日)	ミノドロネートとアルファカルシドールの併用は、アルファカルシドール単独よりも腰椎・大腿骨近位部の骨密度を有意に増加させ、骨形成・骨吸収マーカーを有意に低下させた。また予防と治療の両方で骨密度を増加させる効果があった	期間中の新規椎体骨折率や既存椎体骨折の悪化率は両群で有意差が認められなかった

J Clin Endocrinol Metab, 105：dgz023, 2020.

患者/参加者（P）：GC 治療を受けている人　　介入（I）：デノスマブ（60 mg/6ヵ月），テリパラチド（20 μg/日），アレンドロネート（5 or 10 mg/日，35 or 70 mg/週），リセドロネート（5 mg/日，35 mg/週），イバンドロネート（150 mg/月，経口，2 mg/3ヵ月，静注），ゾレドロネート（5 mg/年）　対照（参照）（C）：プラセボおよび各薬剤　　ネットワークメタアナリシス Geometry plot*
アウトカム（O）：椎体骨折　セッティング（S）：

総研究数 参加者数		相対効果** （95%CrI）	予測される絶対効果***（95%CrI）			エビデンスの 確実性	順位**** （95%CrI）	結果の解釈
			介入なし	介入あり	差			
19	4,328		ゾレドロネート	テリパラチド	0.20（0.03-1.60）	高い質		
19	4,328		ゾレドロネート	リセドロネート	0.60（0.14-2.49）	高い質		
19	4,328		テリパラチド	リセドロネート	2.98（0.66-13.45）	高い質		
19	4,328		ゾレドロネート	プラセボ	1.79（0.39-8.26）	高い質	6	
19	4,328		テリパラチド	プラセボ	8.91（2.13-37.32）*	高い質	1	
19	4,328		リセドロネート	プラセボ	2.99（1.72-5.20）*	高い質	3	3ヵ月未満の一次予防では有意差なし
19	4,328		ゾレドロネート	イバンドロネート	0.59（0.08-4.18）	高い質		
19	4,328		テリパラチド	イバンドロネート	2.93（0.45-19.29）	高い質		
19	4,328		リセドロネート	イバンドロネート	0.98（0.26-3.77）	高い質		
19	4,328		プラセボ	イバンドロネート	0.33（0.10-1.12）	高い質	4	7.5 mg/日以上では有意，3ヵ月未満の一次予防では有意，静注では有意
19	4,328		ゾレドロネート	デノスマブ	0.38（0.08-1.82）	高い質		
19	4,328		テリパラチド	デノスマブ	1.90（0.37-9.76）	高い質		
19	4,328		リセドロネート	デノスマブ	0.64（0.34-1.20）	高い質		
19	4,328		プラセボ	デノスマブ	0.21（0.09-0.49）*	高い質	2	
19	4,328		イバンドロネート	デノスマブ	0.65（0.15-2.86）	高い質		
19	4,328		ゾレドロネート	アレンドロネート	0.80（0.14-4.63）	高い質		
19	4,328		テリパラチド	アレンドロネート	3.96（1.21-12.92）*	高い質		
19	4,328		リセドロネート	アレンドロネート	1.33（0.47-3.74）	高い質		
19	4,328		プラセボ	アレンドロネート	0.44（0.18-1.08）	高い質	5	7.5 mg/日以上では有意
19	4,328		イバンドロネート	アレンドロネート	1.35（0.30-6.14）	高い質		
19	4,328		デノスマブ	アレンドロネート	2.08（0.62-6.97）	高い質		

　　*　実線は直接比較
　　**　推定値はオッズ比，CrI は確信区間（ベイジアンアプローチによる）．
　　***　予測される絶対効果：介入群と対照群の絶対リスクの差．
　　****　Surface Under the Cumulative Ranking（SUCRA）と効果に対する確信区間を提示．
　　　　　順位の統計値はその治療が 1 位，2 位，…，n 位になる確率である．

GRADE によるエビデンスの確実性
高い質：真の効果が効果推定値に近いことに非常に確信がある．
中等度の質：効果推定値に中等度の確信がある：真の効果は効果推定値に近い可能性が高いがかなり異なる可能性がある．
低い質：効果推定値に対する確信は限られている：真の効果は効果推定値とかなり異なるかもしれない．
非常に低い質：効果推定値にほとんど確信が持てない：真の効果はかなり異なる可能性がある．

解説脚注

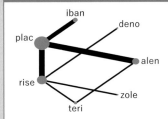

alen：alendronate, deno：denosumab, iban：ibandronate,
plac：placebo, rise：risedronate, teri：teriparatide,
zole：zoledronate

J Clin Endocrinol Metab, 105：dgz023, 2020.

患者/参加者（P）：GC 治療を受けている人　　介入（I）：デノスマブ（60 mg/6ヵ月），テリパラチド（20 μg/日），アレンドロネート（5 or 10 mg/日，35 or 70 mg/週），リセドロネート（5 mg/日，35 mg/週），イバンドロネート（150 mg/月，経口，2 mg/3ヵ月，静注）
対照（参照）（C）：プラセボ　　ネットワークメタアナリシス Geometry plot*
アウトカム（O）：非椎体骨折　　セッティング（S）：

総研究数 参加者数		相対効果** （95%CrI）	予測される絶対効果*** （95%CrI）			エビデンスの 確実性	順位**** （95%CrI）	結果の解釈
			介入なし	介入あり	差			
19	4,328		リセドロネート	テリパラチド	0.48（0.15-1.52）	高い質		
19	4,328		プラセボ	テリパラチド	0.50（0.19-1.31）	高い質	2	
19	4,328		イバンドロネート	テリパラチド	1.15（0.13-10.07）	高い質		
19	4,328		デノスマブ	テリパラチド	0.34（0.09-1.29）	高い質		
19	4,328		アレンドロネート	テリパラチド	0.97（0.50-1.89）	高い質		
19	4,328		プラセボ	リセドロネート	1.04（0.51-2.12）	高い質	4	
19	4,328		イバンドロネート	リセドロネート	2.40（0.30-18.99）	高い質		
19	4,328		デノスマブ	リセドロネート	0.72（0.37-1.37）	高い質		
19	4,328		アレンドロネート	リセドロネート	2.03（0.75-5.54）	高い質		
19	4,328		イバンドロネート	プラセボ	2.31（0.33-16.11）	高い質	3	
19	4,328		デノスマブ	プラセボ	0.69（0.26-1.81）	高い質	5	
19	4,328		アレンドロネート	プラセボ	1.96（0.93-4.14）	高い質	1	
19	4,328		デノスマブ	イバンドロネート	0.30（0.03-2.61）	高い質		
19	4,328		アレンドロネート	イバンドロネート	0.85（0.11-6.80）	高い質		
19	4,328		アレンドロネート	デノスマブ	2.84（0.86-9.36）	高い質		

　　*　　実線は直接比較
　　**　　推定値はオッズ比，CrI は確信区間（ベイジアンアプローチによる）．
　　***　　予測される絶対効果：介入群と対照群の絶対リスクの差．
　　****　　Surface Under the Cumulative Ranking（SUCRA）と効果に対する確信区間を提示．
　　　　　　順位の統計値はその治療が 1 位, 2 位, …, n 位になる確率である．

GRADE によるエビデンスの確実性
高い質：真の効果が効果推定値に近いことに非常に確信がある．
中等度の質：効果推定値に中等度の確信がある：真の効果は効果推定値に近い可能性が高いがかなり異なる可能性がある．
低い質：効果推定値に対する確信は限られている：真の効果は効果推定値とかなり異なるかもしれない．
非常に低い質：効果推定値にほとんど確信が持てない：真の効果はかなり異なる可能性がある．

解説脚注

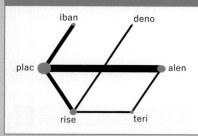

alen：alendronate, deno：denosumab, iban：ibandronate,
plac：placebo, rise：risedronate, teri：teriparatide

PLoS One, 15（12）：e0243851, 2020.	益

患者/参加者（P）：18 歳以上の GIOP 患者　　介入（I）：骨粗鬆症治療薬による治療　　対照（参照）（C）：プラセボもしくは他の骨粗鬆症治療薬　　ネットワークメタアナリシス Geometry plot*

アウトカム（O）：椎体骨密度変化率　　セッティング（S）：

総研究数 参加者数	相対効果** （95%Crl）	予測される絶対効果*** （95%Crl）			エビデンスの 確実性	順位**** （95%Crl）	結果の解釈
		介入なし	介入あり	差			
51　6,803		プラセボ	アレンドロネート		高い質	11	
		プラセボ	カルシトニン		高い質	9	
		プラセボ	カルシウム		中等度の質	8	
		プラセボ	クロドロネート		高い質	4	
		プラセボ	結合型エストロゲン				
		プラセボ	デノスマブ		中等度の質	3（SUCRA 78.9%）	
		プラセボ	エチドロネート		高い質	16	
		プラセボ	イバンドロネート		高い質	13	
		プラセボ	パミドロネート	SMD：6.84 （95%CI：2.26–11.42）	高い質	2（SUCRA 86.2%）	
		プラセボ	ラロキシフェン	SMD：12.56 （95%CI：6.33–18.78）	高い質	1（SUCRA 98.5%）	
		プラセボ	リセドロネート		高い質	17	
		プラセボ	テリパラチド		中等度の質	7	
		プラセボ	チアジド				
		プラセボ	無治療			18	
		プラセボ	ビタミン D3		中等度の質	19（SUCRA 15.6%）	
		プラセボ	ビタミン K				
		プラセボ	ゾレドロン酸		中等度の質	15	
		プラセボ	エルデカルシトール		中等度の質	12	
		プラセボ	フッ化ナトリウム		高い質	6	
		プラセボ	アルファカルシドール		中等度の質	14	
		プラセボ	モノフルオロリン酸ナトリウム		高い質	5	
		プラセボ	ミノドロネート		中等度の質	10	

　*　　実線は直接比較
　**　　推定値はオッズ比．Crl は確信区間（ベイジアンアプローチによる）．
　***　　予測される絶対効果：介入群と対照群の絶対リスクの差．
　****　Surface Under the Cumulative Ranking（SUCRA）と効果に対する確信区間を提示．
　　　　順位の統計値はその治療が 1 位，2 位，…，n 位になる確率である．

GRADE によるエビデンスの確実性
高い質：真の効果が効果推定値に近いことに非常に確信がある．
中等度の質：効果推定値に中等度の確信がある：真の効果は効果推定値に近い可能性が高いがかなり異なる可能性がある．
低い質：効果推定値に対する確信は限られている：真の効果は効果推定値とかなり異なるかもしれない．
非常に低い質：効果推定値にほとんど確信が持てない：真の効果はかなり異なる可能性がある．

解説脚注

total 6,803 名　　51 研究

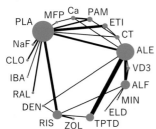

RAL＝raloxifene, PAM＝pamidronate, DEN＝denosumab, CLO＝clodronate, MFP＝monofluorophosphate, NaF＝sodium fluoride, TPTD＝teriparatide, Ca＝calcium, CT＝calcitonin, MIN＝minodronate, ALE＝alendronate, ELD＝eldecalcitol, IBA＝ibandronate, ALF＝alfacalcidol, ZOL＝zoledronic acid, ETI＝etidronate, RIS＝risedronate, PLA＝placebo, VD3＝VitaminD₃

PLoS One, 15（12）：e0243851, 2020.	益

患者／参加者（P）：18 歳以上の GIOP 患者　　介入（I）：骨粗鬆症治療薬による治療　　対照（参照）（C）：プラセボもしくは他の骨粗鬆症治療薬　　ネットワークメタアナリシス Geometry plot*
アウトカム（O）：大腿骨骨密度変化率　　セッティング（S）：

総研究数 参加者数	相対効果** （95%CrI）	予測される絶対効果*** （95%CrI）			エビデンスの確実性	順位**** （95%CrI）	結果の解釈
		介入なし	介入あり	差			
26　3,946		プラセボ	アレンドロネート		高い質	6	
		プラセボ	カルシトニン		高い質	9	
		プラセボ	カルシウム		中等度の質	4	
		プラセボ	クロドロネート				
		プラセボ	結合型エストロゲン				
		プラセボ	デノスマブ	SMD：12.63 （95%CI：6.51–18.75）	中等度の質	1（SUCRA 99.7%）	
		プラセボ	エチドロネート		高い質	11	
		プラセボ	イバンドロネート		高い質	7	
		プラセボ	パミドロネート	SMD：5.14 （95%CI：3.15–8.94）	高い質	2（SUCRA 87.9%）	
		プラセボ	ラロキシフェン		高い質	3（SUCRA 68.5%）	
		プラセボ	リセドロネート		高い質	8	
		プラセボ	テリパラチド		中等度の質	5	
		プラセボ	チアジド				
		プラセボ	無治療			14	
		プラセボ	ビタミン D3				
		プラセボ	ビタミン K				
		プラセボ	ゾレンドロン酸		中等度の質	10	
		プラセボ	エルデカルシトール		中等度の質	12	
		プラセボ	フッ化ナトリウム		高い質	16（SUCRA 19.1%）	
		プラセボ	アルファカルシドール		中等度の質	15	
		プラセボ	モノフルオロリン酸ナトリウム				
		プラセボ	ミノドロネート		中等度の質	13	

　　　　　* 　実線は直接比較.
　　　 ** 　推定値はオッズ比, CrI は確信区間（ベイジアンアプローチによる）.
　　 *** 　予測される絶対効果：介入群と対照群の絶対リスクの差.
　 **** 　Surface Under the Cumulative Ranking（SUCRA）と効果に対する確信区間を提示.
　　　　　　順位の統計値はその治療が 1 位, 2 位, …, n 位になる確率である.

GRADE によるエビデンスの確実性
高い質：真の効果が効果推定値に近いことに非常に確信がある.
中等度の質：効果推定値に中等度の確信がある：真の効果は効果推定値に近い可能性が高いがかなり異なる可能性がある.
低い質：効果推定値に対する確信は限られている：真の効果は効果推定値とかなり異なるかもしれない.
非常に低い質：効果推定値にほとんど確信が持てない：真の効果はかなり異なる可能性がある.

解説脚注

total 3,946 名　26 研究

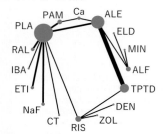

RAL＝raloxifene, PAM＝pamidronate, DEN＝denosumab,
NaF＝sodium fluoride, TPTD＝teriparatide, Ca＝calcium, CT＝calcitonin,
MIN＝minodronate, ALE＝alendronate, ELD＝eldecalcitol, IBA＝ibandronate,
ALF＝alfacalcidol, ZOL＝zoledronic acid, ETI＝etidronate, RIS＝risedronate,
PLA＝placebo

PLoS One, 15（12）：e0243851, 2020.	益

患者／参加者（P）：18歳以上のGIOP患者　　介入（I）：骨粗鬆症治療薬による治療　　対照（参照）（C）：プラセボもしくは他の骨粗鬆症治療薬　　ネットワークメタアナリシス Geometry plot*

アウトカム（O）：椎体骨折の発生率　　セッティング（S）：

総研究数 参加者数		相対効果** （95%CrI）	予測される絶対効果***（95%CrI）			エビデンスの 確実性	順位**** （95%CrI）	結果の解釈
			介入なし	介入あり	差			
24	4,796		プラセボ	アレンドロネート		高い質	7	
			プラセボ	カルシトニン		中等度の質	6	
			プラセボ	クロドロネート		高い質	8	
			プラセボ	結合型エストロゲン				
			プラセボ	デノスマブ		中等度の質	9	
			プラセボ	エチドロネート	RR：0.29 （95%CI：0.16–0.51）	高い質	4	
			プラセボ	イバンドロネート				
			プラセボ	パミドロネート		高い質	2（SUCRA 84.3%）	
			プラセボ	ラロキシフェン		高い質	3（SUCRA 78.7%）	
			プラセボ	リセドロネート		高い質	10	
			プラセボ	テリパラチド	RR：0.06 （95%CI：0.01–0.27）	中等度の質	1（SUCRA 95.9%）	
			プラセボ	チアジド				
			プラセボ	無治療			14	
			プラセボ	ビタミンD3		中等度の質	5	
			プラセボ	ビタミンK				
			プラセボ	ゾレンドロン酸		中等度の質	13	
			プラセボ	エルデカルシトール		中等度の質	11	
			プラセボ	フッ化ナトリウム		高い質	12	
			プラセボ	アルファカルシドール		中等度の質	15	
			プラセボ	モノフルオロリン酸ナトリウム		高い質	16	
			プラセボ	ミノドロネート		中等度の質	17（SUCRA 8.0%）	

　　*　　実線は直接比較
　　**　　推定値はオッズ比，CrIは確信区間（ベイジアンアプローチによる）．
　　***　　予測される絶対効果：介入群と対照群の絶対リスクの差．
　　****　　Surface Under the Cumulative Ranking（SUCRA）と効果に対する確信区間を提示．
　　　　　　順位の統計値はその治療が1位，2位，…，n位になる確率である．

GRADEによるエビデンスの確実性
高い質：真の効果が効果推定値に近いことに非常に確信がある．
中等度の質：効果推定値に中等度の確信がある：真の効果は効果推定値に近い可能性が高いがかなり異なる可能性がある．
低い質：効果推定値に対する確信は限られている：真の効果は効果推定値とかなり異なるかもしれない．
非常に低い質：効果推定値にほとんど確信が持てない：真の効果はかなり異なる可能性がある．

解説脚注

total 4,796名　24研究

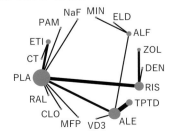

RAL＝raloxifene, PAM＝pamidronate, DEN＝denosumab, CLO＝clodronate, MFP＝monofluorophosphate, NaF＝sodium fluoride, TPTD＝teriparatide, CT＝calcitonin, MIN＝minodronate, ALE＝alendronate, ELD＝eldecalcitol, ALF＝alfacalcidol, ZOL＝zoledronic acid, ETI＝etidronate, RIS＝risedronate, PLA＝placebo, VD3＝VitaminD3

PLoS One, 15（12）：e0243851, 2020.	益

患者/参加者（P）：18歳以上のGIOP患者　　介入（I）：骨粗鬆症治療薬による治療　　　対照（参照）（C）：プラセボもしくは他の骨粗
鬆症治療薬　　ネットワークメタアナリシス Geometry plot*
アウトカム（O）：非椎体骨折の発生率　　セッティング（S）：

総研究数 参加者数		相対効果** （95%CrI）	予測される絶対効果***（95%CrI）			エビデンスの 確実性	順位**** （95%CrI）	結果の解釈
			介入なし	介入あり	差			
13	3,455		プラセボ	アレンドロネート		高い質	2（SUCRA 70.2%）	
			プラセボ	カルシトニン				
			プラセボ	クロドロネート				
			プラセボ	結合型エストロゲン				
			プラセボ	デノスマブ		中等度の質	10（SUCRA 19.6%）	
			プラセボ	エチドロネート	RR：0.29 （95%CI：0.16-0.51）	高い質	3（SUCRA 67.2%）	
			プラセボ	イバンドロネート		高い質	1（SUCRA 75.2%）	
			プラセボ	パミドロネート				
			プラセボ	ラロキシフェン				
			プラセボ	リセドロネート		高い質	9	
			プラセボ	テリパラチド	RR：0.06 （95%CI：0.01-0.27）	中等度の質	5	
			プラセボ	チアジド				
			プラセボ	無治療			7	
			プラセボ	ビタミンD3		中等度の質	8	
			プラセボ	ビタミンK				
			プラセボ	ゾレドロン酸				
			プラセボ	エルデカルシトール		中等度の質	6	
			プラセボ	フッ化ナトリウム				
			プラセボ	アルファカルシドール		中等度の質	4	
			プラセボ	モノフルオロリン酸ナトリウム				
			プラセボ	ミノドロネート				

　　　*　実線は直接比較
　　 **　推定値はオッズ比．CrIは確信区間（ベイジアンアプローチによる）．
　 ***　予測される絶対効果：介入群と対照群の絶対リスクの差．
****　Surface Under the Cumulative Ranking（SUCRA）と効果に対する確信区間を提示．
　　　　順位の統計値はその治療が1位，2位，…，n位になる確率である．

GRADEによるエビデンスの確実性
高い質：真の効果が効果推定値に近いことに非常に確信がある．
中等度の質：効果推定値に中等度の確信がある：真の効果は効果推定値に近い可能性が高いがかなり異なる可能性がある．
低い質：効果推定値に対する確信は限られている：真の効果は効果推定値とかなり異なるかもしれない．
非常に低い質：効果推定値にほとんど確信が持てない：真の効果はかなり異なる可能性がある．

解説脚注

total 3,455名　13研究

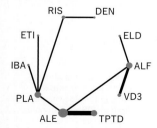

DEN=denosumab, TPTD=teriparatide, ALE=alendronate, ELD=eldecalcitol,
IBA=ibandronate, ALF=alfacalcidol, ETI=etidronate, RIS=risedronate,
PLA=placebo, VD3=VitaminD3

Rheumatology (Oxford), 60（2）：649–657, 2021.	益

患者/参加者（P）：18 歳以上の GIOP 患者　　介入（I）：骨粗鬆症治療薬による治療　　対照（参照）（C）：プラセボもしくは他の骨粗鬆症治療薬　　ネットワークメタアナリシス Geometry plot*
アウトカム（O）：椎体骨折の発生率　　セッティング（S）：

総研究数 参加者数		相対効果** （95%CrI）	予測される絶対効果*** （95%CrI）			エビデンスの 確実性	順位**** （95%CrI）	結果の解釈
			介入なし	介入あり	差			
56	1,037		プラセボ	アレンドロネート	0.48（0.27–0.95）	高い質	7（0.564）	
	62		プラセボ	カルシトニン	0.71（0.21–2.7）	高い質	11（0.429）	
	71		プラセボ	クロドロネート	0.43（0.18–1.0）	高い質	6（0.614）	
	13		プラセボ	結合型エストロゲン	1.9（0.030–1200）	中等度の質	14（0.302）	
	338		プラセボ	デノスマブ	0.32（0.12–0.86）	中等度の質	4（0.712）	
	365		プラセボ	エチドロネート	0.65（0.41–1.0）	高い質	10（0.452）	
	131		プラセボ	イバンドロネート	0.89（0.055–16）	高い質	13（0.352）	
	48		プラセボ	パミドロネート	0.56（0.052–3.7）	高い質	9（0.536）	
	50		プラセボ	ラロキシフェン	0.15（0.0074–2.8）	高い質	2（0.754）	
	1,417		プラセボ	リセドロネート	0.50（0.31–0.84）	高い質	8（0.554）	
	437		プラセボ	テリパラチド	0.14（0.058–0.37）	高い質	1（0.884）	
	11		プラセボ	チアジド	0.22（0.0067–5.8）	高い質	3（0.750）	
	1,389		プラセボ	無治療			15（0.273）	
	330		プラセボ	ビタミン D	1.5（0.76–3.0）	高い質	16（0.180）	
	10		プラセボ	ビタミン K	0.31（0.0093–8.1）	高い質	5（0.625）	
	385		プラセボ	ゾレドロン酸	0.79（0.18–3.9）	中等度の質	12（0.407）	

＊　　実線は直接比較
＊＊　　推定値はオッズ比，CrI は確信区間（ベイジアンアプローチによる）.
＊＊＊　予測される絶対効果：介入群と対照群の絶対リスクの差.
＊＊＊＊ Surface Under the Cumulative Ranking（SUCRA）と効果に対する確信区間を提示.
　　　　順位の統計値はその治療が 1 位, 2 位, …, n 位になる確率である.

GRADE によるエビデンスの確実性
高い質：真の効果が効果推定値に近いことに非常に確信がある.
中等度の質：効果推定値に中等度の確信がある：真の効果は効果推定値に近い可能性が高いがかなり異なる可能性がある.
低い質：効果推定値に対する確信は限られている：真の効果は効果推定値とかなり異なるかもしれない.
非常に低い質：効果推定値にほとんど確信が持てない：真の効果はかなり異なる可能性がある.

解説脚注

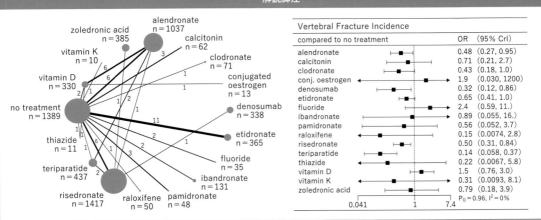

Rheumatology（Oxford），60（2）：649-657，2021.	益

患者/参加者（P）：18 歳以上の GIOP 患者　　介入（I）：骨粗鬆症治療薬による治療　　対照（参照）（C）：プラセボもしくは他の骨粗

鬆症治療薬　　ネットワークメタアナリシス Geometry plot ＊

アウトカム（O）：非椎体骨折の発生率　　セッティング（S）：

総研究数 参加者数		相対効果** （95%CrI）	予測される絶対効果*** （95%CrI）			エビデンスの 確実性	順位**** （95%CrI）	結果の解釈
			介入なし	介入あり	差			
56	827		プラセボ	アレンドロネート	0.63（0.29-1.4）	高い質	2（0.711）	
	43		プラセボ	カルシトニン	1.5（0.23-11）	高い質	9（0.387）	
	20		プラセボ	カルシウム	1.5（0.11-18）	中等度の質	11（0.368）	
	13		プラセボ	結合型エストロゲン	0.84（0.012-61）	中等度の質	7（0.521）	
	412		プラセボ	デノスマブ	1.7（0.66-4.5）	中等度の質	12（0.249）	
	244		プラセボ	エチドロネート	0.79（0.41-1.5）	高い質	4（0.619）	
	20		プラセボ	フッ化物	1.9（0.45-8.1）	高い質	13（0.248）	
	131		プラセボ	イバンドロネート	0.51（0.087-3.2）	高い質	1（0.715）	
	32		プラセボ	パミドロネート	0.64（0.037-9.6）	高い質	5（0.615）	
	1,206		プラセボ	リセドロネート	1.2（0.70-2.1）	高い質	10（0.378）	
	458		プラセボ	テリパラチド	0.73（0.31-1.7）	高い質	3（0.647）	
	1,064		プラセボ	無治療			8（0.487）	
	206		プラセボ	ビタミン D	0.83（0.20-3.5）	高い質	6（0.557）	

　　＊　　実線は直接比較

　　＊＊　　推定値はオッズ比．CrI は確信区間（ベイジアンアプローチによる）．

　　＊＊＊　　予測される絶対効果：介入群と対照群の絶対リスクの差．

　　＊＊＊＊　Surface Under the Cumulative Ranking（SUCRA）と効果に対する確信区間を提示．

　　　　　　順位の統計値はその治療が 1 位，2 位，…，n 位になる確率である．

GRADE によるエビデンスの確実性

高い質：真の効果が効果推定値に近いことに非常に確信がある．

中等度の質：効果推定値に中等度の確信がある：真の効果は効果推定値に近い可能性が高いがかなり異なる可能性がある．

低い質：効果推定値に対する確信は限られている：真の効果は効果推定値とかなり異なるかもしれない．

非常に低い質：効果推定値にほとんど確信が持てない：真の効果はかなり異なる可能性がある．

解説脚注

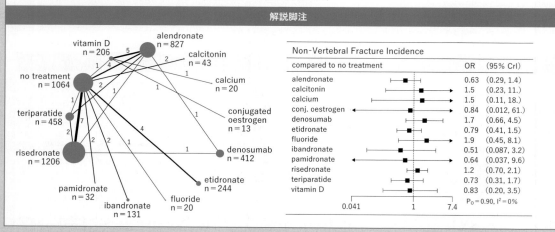

Non-Vertebral Fracture Incidence

compared to no treatment	OR	(95% CrI)
alendronate	0.63	(0.29, 1.4)
calcitonin	1.5	(0.23, 11.)
calcium	1.5	(0.11, 18.)
conj. oestrogen	0.84	(0.012, 61.)
denosumab	1.7	(0.66, 4.5)
etidronate	0.79	(0.41, 1.5)
fluoride	1.9	(0.45, 8.1)
ibandronate	0.51	(0.087, 3.2)
pamidronate	0.64	(0.037, 9.6)
risedronate	1.2	(0.70, 2.1)
teriparatide	0.73	(0.31, 1.7)
vitamin D	0.83	(0.20, 3.5)

$P_o = 0.90$, $I^2 = 0\%$

SERM は
グルココルチコイド誘発性骨粗鬆症に
対して有用か？

推 奨

選択的エストロゲン受容体モジュレーター（SERM）はグルココルチコイド誘発性骨粗鬆症（GIOP）のリスクのある閉経後女性において，椎体・非椎体骨折予防効果のエビデンスは無いが，腰椎・大腿骨骨密度の増加効果を認めるため使用を提案する．

□ エビデンスレベル：C　□ 推奨度：2　□ 同意度：8.1

■ 文献抽出過程

　　PubMed および Scopus のデータベースを用いて文献検索を実施し，グルココルチコイド誘発性 glucocorticoid-induced またはステロイド誘発性 steroid-induced と骨粗鬆症 osteoporosis または骨折 fracture またはグルココルチコイド誘発性骨粗鬆症（GIOP），ならびに選択的エストロゲン受容体モジュレーター selective estrogen receptor modulator または SERM またはラロキシフェン raloxifene またはバゼドキシフェン bazedoxifene を含む 2000 年以降の論文として 41 報が抽出された．そのうち，"SERM はグルココルチコイド誘発性骨粗鬆症に対して有用か？" に関する推奨文作成の対象文献として 38 報を一次スクリーニング対象とした．CQ に適合しない文献を除外してスクリーニングを実施し，12 論文が二次スクリーニングの対象となり，1 件の総説などを加えて推奨文作成の対象文献として採用した．ネットワークメタアナリシス，メタアナリシス，ランダム化比較試験（RCT）や比較臨床試験（CCT）の結果を総合し，システマティックレビューとして記載した．

■ 背 景

　　SERM に属する骨粗鬆症治療薬には，ラロキシフェン（RLX）とバゼドキシフェン（BZA）があり，いずれも骨に対してはエストロゲン様作用を発揮するが，乳房・子宮には抗エストロゲン作用を有する[1,2]．わが国の『ステロイド性骨粗鬆症の管理と治療ガイドライン：2014 年改訂版』では，SERM は「ステロイド性骨粗鬆症に対する有効性についてのエビデンスが乏しいことから推奨しない（推奨度 C：現在のところ推奨するだけの有効性に関するデータが不足している）」となっている．今回，2000 年以降の SERM を介入群に含んだ 2 つのネットワークメタアナリシス論文[3,4]，3 つの RCT の論文[5-7]を参照

し，GIOP（ステロイド性骨粗鬆症）に対する SERM の有効性について検討した．なお，ネットワークメタアナリシス論文と 2 つの RCT の論文は RLX による介入であり，BZA については 1 つの RCT の論文のみで検討されている．

解　説

▶腰椎・大腿骨骨密度増加効果

　　Liu らによって 2020 年に発表されたネットワークメタアナリシスでは，5 mg/日以上のプレドニゾロン（PSL）を 3 ヵ月以上内服している 18 歳以上の患者が研究対象となっている[3]．51 の RCT が含まれ，SERM の RLX のほかに，ビスホスホネート製剤，活性型ビタミン D，デノスマブ，カルシトニン，テリパラチド，カルシウム，天然型ビタミン D が骨粗鬆症治療薬として用いられた．これらの骨粗鬆症治療薬の中で，RLX は腰椎骨密度を最も上昇させ（SUCRA：98.5%），プラセボとの比較でも RLX は有意に腰椎骨密度を上昇させた（標準化平均差：12.56，95%信頼区間［CI］：6.33-18.78）と示されている[3]．また，Amiche らによる 2016 年のネットワークメタアナリシスでもプラセボ＋カルシウム＋天然型ビタミン D 群に比べ，RLX は腰椎骨密度を上昇させる（平均差［MD］：0.02，95% CI：0.00-0.04）と示されている[4]．

　　さらに大腿骨骨密度に関しては，Liu らのネットワークメタアナリシスでは，デノスマブ，パミドロネートに次いで RLX は骨密度を上昇させる（SUCRA：65.5%）と示されている．Amiche らの論文でも RLX は，プラセボ＋カルシウム＋天然型ビタミン D 群に比べ大腿骨頸部骨密度を上昇させる（SUCRA：72%，MD：0.020，95%CI：0.001-0.041）と示されている．

▶椎体・非椎体骨折予防効果

　　2020 年のネットワークメタアナリシスでは，RLX はテリパラチド，パミドロネートに次いで椎体骨折発症を減らす（SUCRA：78.7%）と示されている[3]．しかし，2016 年に発表されたネットワークメタアナリシス[4]では，RLX を用いた比較研究は 1 つしかないため検討の対象から除外されている．また，RLX・BZA の RCT でも椎体・非椎体骨折発症率について検討されているものはない．つまり，椎体骨折・非椎体骨折予防効果については明らかなエビデンスはないと判断した．

▶SERM の安全性

　　SERM である RLX・BZA は，静脈血栓塞栓症のリスクを指摘されている．米国リウマチ学会（ACR）の『グルココルチコイド誘発性骨粗鬆症の予防と治療のためのガイドライン 2017』では，RLX は閉経後女性の脳卒中，冠動脈心疾患，深部静脈血栓症，肺

塞栓症による死亡率を上昇させる可能性があるため，ほかの治療法がない閉経後女性にのみ使用するように記載されている[8]．今回の RCT においても，血栓性リスクのある女性は対象から除外されている．SERM を使用する際には，血栓症のリスクの有無を確認して使用する必要がある．

科学的根拠のまとめ

　今回，2000 年以降の SERM を介入群に含んだ 2 つのネットワークメタアナリシス論文，3 つの RCT の論文を参照し，GIOP に対する SERM の有効性について検討した．2 つのメタアナリシス論文において，SERM は腰椎骨密度増加効果と大腿骨骨密度増加効果を示した．一方，椎体骨折予防効果については，1 つのネットワークメタアナリシスで椎体骨折発症を減らす報告があるも，1 つのネットワークメタアナリシスでは比較研究が 1 つしかないことを理由に検討から除外されている．また，他の RCT でも椎体・非椎体骨折発症率について検討されているものはなく，椎体骨折・非椎体骨折予防効果については明らかなエビデンスはないと判断した．

　以上より，SERM は，椎体・非椎体骨折予防効果のエビデンスはないが，腰椎・大腿骨骨密度の増加効果を認めるため使用を提案する．

文　献

1) Riggs BL, Hartmann LC：Selective estrogen-receptor modulators–mechanisms of action and application to clinical practice. N Engl J Med, 348：618-629, 2003.
2) Komm BS, Kharode YP, Bodine PV, et al.：Bazedoxifene acetate：a selective estrogen receptor modulator with improved selectivity. Endocrinology, 146：3999-4008, 2005.
3) Liu Z, Zhang M, Shen Z, et al.：Efficacy and safety of 18 anti-osteoporotic drugs in the treatment of patients with osteoporosis caused by glucocorticoid：A network meta-analysis of randomized controlled trials. PLoS One, 15：e0243851, 2020.
4) Amiche MA, Albaum JM, Tadrous M, et al.：Efficacy of osteoporosis pharmacotherapies in preventing fracture among oral glucocorticoid users：a network meta-analysis. Osteoporos Int, 27：1989-1998, 2016.
5) Mok CC, Ying KY, To CH, et al.：Raloxifene for prevention of glucocorticoid-induced bone loss：a 12-month randomised double-blinded placebo-controlled trial. Ann Rheum Dis, 70：778-784, 2011.
6) Mok CC, Ying SK, Ma KM, et al.：Effect of raloxifene on disease activity and vascular biomarkers in patients with systemic lupus erythematosus：subgroup analysis of a double-blind randomized controlled trial. Lupus, 22：1470-1478, 2013.
7) Cho SK, Kim H, Lee J, et al.：Effectiveness of bazedoxifene in preventing glucocorticoid-induced bone loss in rheumatoid arthritis patients. Arthritis Res Ther, 23：176, 2021.
8) Buckley L, Guyatt G, Fink HA, et al.：2017 American College of Rheumatology Guideline for the Prevention and Treatment of Glucocorticoid-Induced Osteoporosis. Arthritis Care Res (Hoboken), 69：1095-1110, 2017.

PubMed	CENTRAL	医中誌	Embase	PsycINFO®	CINAHL	Others (　　　　)
29			41			

Total records identified through
database searching (n = 42)

Additional records identified through
other sources (n = 0)

Records screened　(1st Screening)
(n = 38)

Records excluded
(n = 4)

Full-text articles assessed for eligibility
(2nd Screening) (n = 12)

Full-text articles excluded,
with reasons
(n = 26)

Studies included in qualitative synthesis
(n = 6)

Studies included in quantitative synthesis
(meta-analysis) (n = 2)

SR-3 二次スクリーニング後の一覧表

文　献	研究デザイン	P	I	C	O	コメント
Liu Z, et al.: PLoS One, 15：e0243851, 2020.	ネットワークメタアナリシス	年齢：18歳以上 5 mg/日以上のPSLを3ヵ月以上 腰椎・total hipのTスコア<-2.0、またはTスコア<-1.0 +1つの脆弱性骨折 51 RCT	アレンドロネート アルファカルシドール カルシウム デノスマブ テリパラチド カルシトニン ベビドロネート ゾレドロン酸 リセドロネート クロドロネート エチドロネート PTH ラロキシフェン エッセルナトリウム エルデカルシトール モノフルオロリン酸ナトリウム ミノドロン酸 イバンドロネート ビタミンD3	各薬剤	<主要評価項目> 椎体・非椎体骨折発症率 椎体骨折率：ラロキシフェン効果あり（SUCRA 78.7%） 非椎体骨折発症率：記載なし <副次評価項目> 腰椎骨密度変化：ラロキシフェン効果あり（SUCRA 98.5%） プラセボと比較した腰椎骨密度増加：ラロキシフェン効果あり（SMD：12.56, 95%CI：6.33-18.78） 大腿骨頸部・total hipの12ヵ月以降の骨密度変化率 total hipの骨密度変化：ラロキシフェン効果あり（SUCRA 68.5%） 重大な不利益事項：記載なし（順位は11位） ラロキシフェン：腰椎・Total hipの骨密度の増加させる効果あり	
Amiche MA, et al.: Osteoporos Int, 27：1989-1998, 2016.	ネットワークメタアナリシス	年齢：31~72歳 女性が占める割合：18~100% PSL：5~25 mg/日相当 GC内服期間：6~102ヵ月（15RCTはGC初回投与あり） GC投与の適応疾患：RA, SLE, リウマチ性多発筋痛症 23RCT 12種類の抗骨粗鬆症薬	プラセボ カルシウム ビタミンD＋カルシウム アレンドロネート エチドロネート イバンドロネート リセドロネート カルシトニン ゾレドロン酸 デノスマブ ラロキシフェン テリパラチド	各薬剤	<主要評価項目> 腰椎骨折低下：ラロキシフェンを用いた比較研究が1つしかないため、検討の対象から除外 <副次評価項目> 非椎体骨折低下：いずれの薬剤も有意とならず 腰椎骨密度の変化率：ラロキシフェン効果あり（SUCRA 83%） ラロキシフェン効果あり（MD：0.02, 95%CI：0.00-0.04） プラセボ＋カルシウム＋ビタミンD 大腿骨頸部の骨密度の変化率：ラロキシフェン効果あり（SUCRA 72%） ラロキシフェン効果あり（MD：0.020, 95%CI：0.001-0.041） プラセボ＋カルシウム＋ビタミンD ラロキシフェン：腰椎・大腿骨頸部の骨密度上昇効果あり。椎体・非椎体骨折に対する効果が少ないため検討できず	

文献	研究デザイン	P	I	C	O	コメント
Mok CC, et al.: Ann Rheum Dis, 70:778-784, 2011.	無作為二重盲検プラセボ対照試験	閉経後女性 年齢：55.3±7.7歳 PSL：6.7±5.9 mg/日（<10 mg/日）GC内服期間：62.2±64ヵ月 過凝固リスク無し	ラロキシフェン（60 mg/日）	プラセボ+カルシウム+ビタミンD	<主要評価項目> 大腿骨全体の骨密度：ラロキシフェン効果あり（$p<0.01$）腰椎の骨密度：ラロキシフェン効果あり（$p<0.01$） <副次評価項目> 骨代謝マーカー： 尿DPD/Cr, CTX, P1NP, オステオカルシンいずれもラロキシフェンで低下（$p<0.01$）新たな椎体骨折：ラロキシフェン0人、プラセボ3人（有意差なし $p=0.24$）脂質異常：LDL>2.6 mmol/Lのラロキシフェン内服→Total chol が低下（$p=0.04$）、LDLは有意差なし（$p=0.08$）不利益事項：ラロキシフェンで下肢痙攣（$p=0.13$）	SERMの薬の性質上、対象が閉経後女性に限定されている。また、血栓のリスクがある患者はもともと除外されている
Mok CC, et al.: Lupus, 22:1470-1478, 2013.	無作為二重盲検プラセボ対照試験	閉経後女性 年齢：52.5±6.7歳 PSL：<10 mg/日 GC内服期間：6ヵ月以上 SLEあり	ラロキシフェン（60 mg/日）	プラセボ+Ca+ビタミンD	腰椎骨密度：ラロキシフェンで上昇（$p=0.02$）骨代謝マーカー：ラロキシフェンで骨吸収・骨形成いずれも低下 SLEのスコアはプラセボと変化無し（SLE疾患の再燃無し）（$p=0.11$）血管系マーカー：ホモシステイン、hsCRP, sTMいずれも有意差無し	
Buckley L, et al.: Arthritis Care Res (Hoboken), 69:1095-1110, 2017.	ACRガイドライン	GC内服開始または3ヵ月以上内服	カルシウム ビタミンD ビスホスホネート ラロキシフェン テリパラチド デノスマブ	なし		ラロキシフェンは男性や閉経前の女性には使用しない ラロキシフェンは、閉経後女性の脳卒中、冠動脈心疾患、深部静脈血栓症、肺塞栓からの死亡リスクを上昇させる 閉経後女性に対し、他に治療の選択肢が無い場合のみ使用できる
Cho SK, et al.: Arthritis Res Ther, 23:176, 2021.	無作為化非盲検試験	骨減少症の閉経後女性（Tスコア：-1～-2.5）45歳以上 7.5 mg/日以下のPSLを3ヵ月以上内服	バゼドキシフェン20 mg/日+カルシウム1,200 mg/日+ビタミンD 800 IU/日	カルシウム1,200 mg/日+ビタミンD 800 IU/日	<主要評価項目> 腰椎骨密度変化：バゼドキシフェンで有意に上昇（0.015 g/cm², $p=0.007$）2群の差 0.013 $p=0.047$ 骨折ハイリスク群における2群の差はなかった $p=0.094$ <副次評価項目> 大腿骨頚部の骨密度変化 期間中の変化無し 2群間の変化無し 骨代謝マーカー バゼドキシフェンで有意に低下	

PLoS One, 15（12）：e0243851, 2020.	益

患者/参加者（P）：18歳以上　5 mg/日 以上の PSL を 3ヵ月以上使用している患者　　介入（I）：ラロキシフェン　その他の骨粗鬆症
治療薬　　対照（参照）（C）：他の骨粗鬆症治療薬　　ネットワークメタアナリシス Geometry plot*
アウトカム（O）：椎体骨折率　　セッティング（S）：

総研究数 参加者数	相対効果** （95%CrI）	予測される絶対効果***（95%CrI）			エビデンスの 確実性	順位**** （95%CrI）	結果の解釈
		介入なし	介入あり	差			
24　4,796		プラセボ	ラロキシフェン		中等度の質	3（SUCRA 78.7%）	
			アルファカルシドール				
			エルデカルシトール				
			パミドロネート				
			デノスマブ				
			クロドロネート				
			モノフルオロリン酸				
			フッ化ナトリウム				
			テリパラチド				
			カルシウム				
			カルシトニン				
			ミノドロネート				
			アレンドロネート				
			イバンドロネート				
			ゾレドロン酸				
			エチドロネート				
			リセドロネート				
			ビタミン D3				
			無治療				

* 実線は直接比較
** 推定値はオッズ比．CrI は確信区間（ベイジアンアプローチによる）．
*** 予測される絶対効果：介入群と対照群の絶対リスクの差．
**** Surface Under the Cumulative Ranking（SUCRA）と効果に対する確信区間を提示．
順位の統計値はその治療が 1 位，2 位，…，n 位になる確率である．

GRADE によるエビデンスの確実性
高い質：真の効果が効果推定値に近いことに非常に確信がある．
中等度の質：効果推定値に中等度の確信がある：真の効果は効果推定値に近い可能性が高いがかなり異なる可能性がある．
低い質：効果推定値に対する確信は限られている：真の効果は効果推定値とかなり異なるかもしれない．
非常に低い質：効果推定値にほとんど確信が持てない：真の効果はかなり異なる可能性がある．

解説脚注

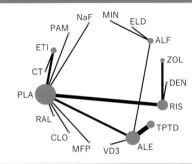

RAL=raloxifene, PAM=pamidronate, DEN=denosumab, CLO=clodronate, MFP=monofluorophosphate, NaF=sodium fluoride, TPTD=teriparatide, CT=calcitonin, MIN=minodronate, ALE=alendronate, ELD=eldecalcitol, ALF=alfalcalcidol, ZOL=zoledronic acid, ETI=etidronate, RIS=risedronate, PLA=placebo, VD3=VitaminD₃

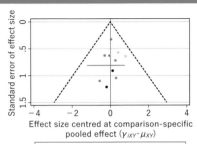

PLoS One, 15（12）：e0243851, 2020.	益

患者/参加者（**P**）：18 歳以上　5 mg/日 以上の PSL を 3 ヵ月以上使用している患者　　介入（**I**）：ラロキシフェン　その他の骨粗鬆症
治療薬　　対照（参照）（**C**）：他の骨粗鬆症治療薬　　　ネットワークメタアナリシス Geometry plot*
アウトカム（**O**）：腰椎骨密度変化率　　セッティング（**S**）：

総研究数 参加者数		相対効果** （95%CrI）	予測される絶対効果***（95%CrI）			エビデンスの 確実性	順位**** （95%CrI）	結果の解釈
			介入なし	介入あり	差			
51	6,803		プラセボ	ラロキシフェン	12.56（6.33–18.78）	高い質	1（SUCRA 98.5%）	
				アルファカルシドール				
				エルデカルシトール				
				パミドロネート				
				デノスマブ				
				クロドロネート				
				モノフルオロリン酸				
				フッ化ナトリウム				
				テリパラチド				
				カルシウム				
				カルシトニン				
				ミノドロネート				
				アレンドロネート				
				イバンドロネート				
				ゾレドロン酸				
				エチドロネート				
				リセドロネート				
				ビタミン D3				
				無治療				

　＊　　実線は直接比較
　＊＊　　推定値はオッズ比．CrI は確信区間（ベイジアンアプローチによる）．
　＊＊＊　　予測される絶対効果：介入群と対照群の絶対リスクの差．
　＊＊＊＊　Surface Under the Cumulative Ranking（SUCRA）と効果に対する確信区間を提示．
　　　　　　順位の統計値はその治療が 1 位，2 位，…, n 位になる確率である．

GRADE によるエビデンスの確実性
高い質：真の効果が効果推定値に近いことに非常に確信がある．
中等度の質：効果推定値に中等度の確信がある：真の効果は効果推定値に近い可能性が高いがかなり異なる可能性がある．
低い質：効果推定値に対する確信は限られている：真の効果は効果推定値とかなり異なるかもしれない．
非常に低い質：効果推定値にほとんど確信が持てない：真の効果はかなり異なる可能性がある．

解説脚注

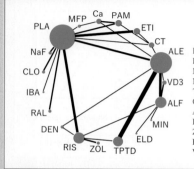

RAL＝raloxifene, PAM＝pamidronate,
DEN＝denosumab, CLO＝clodronate,
MFP＝monofluorophosphate,
NaF＝sodium fluoride,
TPTD＝teriparatide, Ca＝calcium,
CT＝calcitonin, MIN＝minodronate,
ALE＝alendronate, ELD＝eldecalcitol,
IBA＝ibandronate, ALF＝alfacalcidol,
ZOL＝zoledronic acid, ETI＝etidronate,
RIS＝risedronate, PLA＝placebo,
VD3＝VitaminD3

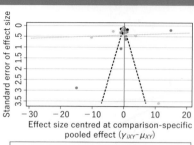

PLoS One, 15（12）：e0243851, 2020.	益

患者/参加者（P）：18 歳以上　5 mg/日 以上の PSL を 3ヵ月以上使用している患者　　介入（I）：ラロキシフェン　その他の骨粗鬆症治療薬　　対照（参照）（C）：他の骨粗鬆症治療薬　　ネットワークメタアナリシス Geometry plot*
アウトカム（O）：total hip 骨密度変化率　　セッティング（S）：

総研究数 参加者数	相対効果** （95%CrI）	予測される絶対効果*** （95%CrI）			エビデンスの 確実性	順位**** （95%CrI）	結果の解釈
		介入なし	介入あり	差			
26		プラセボ	ラロキシフェン		低い質	3（SUCRA 68.5%）	
3,946			アルファカルシドール				
			エルデカルシトール				
			パミドロネート				
			デノスマブ				
			クロドロネート				
			モノフルオロリン酸				
			フッ化ナトリウム				
			テリパラチド				
			カルシウム				
			カルシトニン				
			ミノドロネート				
			アレンドロネート				
			イバンドロネート				
			ゾレドロン酸				
			エチドロネート				
			リセドロネート				
			ビタミン D3				
			無治療				

＊　　実線は直接比較
＊＊　　推定値はオッズ比. CrI は確信区間（ベイジアンアプローチによる）.
＊＊＊　　予測される絶対効果：介入群と対照群の絶対リスクの差.
＊＊＊＊　　Surface Under the Cumulative Ranking（SUCRA）と効果に対する確信区間を提示.
　　　　順位の統計値はその治療が 1 位, 2 位, ..., n 位になる確率である.

GRADE によるエビデンスの確実性
高い質：真の効果が効果推定値に近いことに非常に確信がある.
中等度の質：効果推定値に中等度の確信がある：真の効果は効果推定値に近い可能性が高いがかなり異なる可能性がある.
低い質：効果推定値に対する確信は限られている：真の効果は効果推定値とかなり異なるかもしれない.
非常に低い質：効果推定値にほとんど確信が持てない：真の効果はかなり異なる可能性がある.

解説脚注

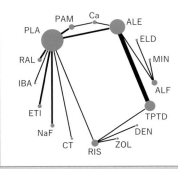

RAL＝raloxifene, PAM＝pamidronate,
DEN＝denosumab,
NaF＝sodium fluoride,
TPTD＝teriparatide, Ca＝calcium,
CT＝calcitonin, MIN＝minodronate,
ALE＝alendronate, ELD＝eldecalcitol,
IBA＝ibandronate, ALF＝alfacalcidol,
ZOL＝zoledronic acid, ETI＝etidronate,
RIS＝risedronate, PLA＝placebo

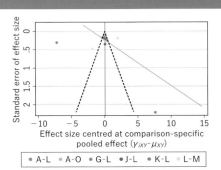

Osteoporos Int, 27：1989-1998, 2016.	益

患者/参加者（P）：PSL：5～25 mg/日 相当内服している患者　　介入（I）：ラロキシフェン　12 種類の骨粗鬆症治療薬　　対照（参照）
（C）：プラセボ+Ca+ビタミン D　　ネットワークメタアナリシス Geometry plot*
アウトカム（O）：大腿骨頸部骨密度　　セッティング（S）：

総研究数 参加者数		相対効果** （95%CrI）	予測される絶対効果***（95%CrI）			エビデンスの 確実性	順位**** （95%CrI）	結果の解釈
			介入なし	介入あり	差			
60	3,286		プラセボ+Ca+ビタミン D	ラロキシフェン			4（SUCRA 72%）	
				カルシウム				
				ビタミン D				
				ビタミン D 類似体				
				アレンドロネート				
				エチドロネート				
				イバンドロネート				
				ゾレドロン酸				
				デノスマブ				
				ホルモン補充療法				
				テリパラチド				

* 実線は直接比較
** 推定値はオッズ比. CrI は確信区間（ベイジアンアプローチによる）.
*** 予測される絶対効果：介入群と対照群の絶対リスクの差.
**** Surface Under the Cumulative Ranking（SUCRA）と効果に対する確信区間を提示.
順位の統計値はその治療が 1 位, 2 位, ..., n 位になる確率である.

GRADE によるエビデンスの確実性
高い質：真の効果が効果推定値に近いことに非常に確信がある.
中等度の質：効果推定値に中等度の確信がある：真の効果は効果推定値に近い可能性が高いがかなり異なる可能性がある.
低い質：効果推定値に対する確信は限られている：真の効果は効果推定値とかなり異なるかもしれない.
非常に低い質：効果推定値にほとんど確信が持てない：真の効果はかなり異なる可能性がある.

解説脚注

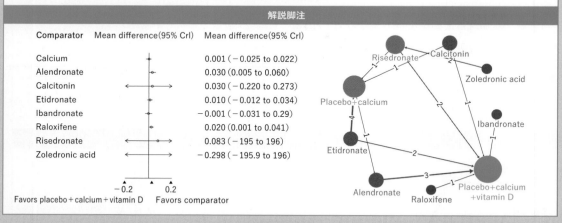

Comparator	Mean difference(95% CrI)	Mean difference(95% CrI)
Calcium		0.001（−0.025 to 0.022）
Alendronate		0.030（0.005 to 0.060）
Calcitonin		0.030（−0.220 to 0.273）
Etidronate		0.010（−0.012 to 0.034）
Ibandronate		−0.001（−0.031 to 0.29）
Raloxifene		0.020（0.001 to 0.041）
Risedronate		0.083（−195 to 196）
Zoledronic acid		−0.298（−195.9 to 196）

−0.2　　0.2
Favors placebo + calcium + vitamin D　　Favors comparator

PTH1 受容体作動薬は グルココルチコイド誘発性骨粗鬆症に 対して有用か？

推 奨

副甲状腺ホルモン 1 型（PTH1）受容体作動薬のうちテリパラチドは，グルココルチコイド（GC）使用予定および使用中の患者に対して，腰椎骨密度の増加効果や椎体骨折の予防効果のエビデンスがあり，骨折の危険性の高い症例に使用を推奨する．

□ エビデンスレベル：B　　□ 推奨度：1　　□ 同意度：8.8

■ 文献抽出過程

　　PubMed および Scopus のデータベースを用いて文献検索を実施し，グルココルチコイド誘発性 glucocorticoid-induced またはステロイド誘発性 steroid-induced と骨粗鬆症 osteoporosis または骨折 fracture またはグルココルチコイド誘発性骨粗鬆症（GIOP）を含む 2000 年以降の論文として 1,519 報が抽出された．そのうち，PTH1 受容体作動薬に関する推奨文作成の対象文献として 229 報を一次スクリーニング対象とした．CQ に適合しない文献として，基礎研究や症例報告，ガイドラインなどを除外し，二次スクリーニングの対象は 24 文献となった．これらのうち，文献選択が不適切と考えられるネットワークメタアナリシスおよびメタアナリシス 3 文献，ランダム化比較試験（RCT）の post hoc 解析にあたる 4 文献，研究デザインが不適切と考えられる 6 文献件を除外した．最終的に，ネットワークメタアナリシス 2 文献，メタアナリシス 1 文献，RCT 7 文献，コホート研究 1 文献の計 11 の原著論文の結果を総合し，システマティックレビューとして記載した．

■ 背 景

　　現在，国内で使用可能な PTH1 受容体作動薬には，遺伝子組換えテリパラチド，テリパラチド酢酸塩，アバロパラチド酢酸塩の 3 剤がある．遺伝子組換えテリパラチドとテリパラチド酢酸塩は，ヒト副甲状腺ホルモンの N 末端 34 個の断片（hPTH1-34）である．一方，アバロパラチド酢酸塩は，ヒト PTH 関連蛋白（PTH-related protein：PTHrP）の N 末端から 34 個のアミノ酸配列のうち 8 個のアミノ酸が置換された PTHrP アナログである．これらの薬剤はすべて，PTH1 受容体の間欠的活性化により，骨形成優位のリモデリングを促進させ，おもに海綿骨の骨密度を増加させる．

『ステロイド性骨粗鬆症の管理と治療ガイドライン：2014 年改訂版』においては，遺伝子組換えテリパラチドのみが薬物療法の代替え薬という位置づけであった．背景として，遺伝子組換えテリパラチドについては二次予防における骨密度増加効果と椎体骨折予防効果は示されていたものの一次予防に関する臨床データがなかったこと，テリパラチド酢酸塩については臨床データがなく，アバロパラチド酢酸塩については未発売であったためである．『ステロイド性骨粗鬆症の管理と治療ガイドライン：2014 年改訂版』の発表後に，遺伝子組換えテリパラチドの一次予防の RCT とメタアナリシスおよびネットワークメタアナリシス，テリパラチド酢酸塩の RCT が新たに報告された．そこで，本改訂では新たに蓄積されたこれらのエビデンスを統合してシステマティックレビューを行った．一方，アバロパラチド酢酸塩の GIOP に対する有用性については，現時点では対象となる報告を見つけることはできなかった．今後，RCT による評価が望まれる．

解　説

▶遺伝子組換えテリパラチド

　Saag KG らは，プレドニゾロン（PSL）5 mg/日 以上を 3 ヵ月以上使用中の骨粗鬆症患者（21 歳以上の男女）を対象に，遺伝子組換えテリパラチド 20 μg/日 とアレンドロネート 10 mg/日 による 18 ヵ月後の骨密度変化を検討した[1]．腰椎骨密度は，アレンドロネート群 3.4±0.7%に対して，テリパラチド群 7.2±0.7%と有意に増加した（$p<0.001$）．大腿骨近位部骨密度についても，テリパラチド群で 3.8±0.6%と有意な増加を認めた（vs 2.4±0.6%，95%信頼区間〔CI〕：0.4-2.4，$p=0.005$）．さらに，36 ヵ月まで延長した検討においては，腰椎，大腿骨近位部および頸部すべての部位の骨密度が有意に増加し，増加率はアレンドロネート群より有意に大きかった[2]．また，腰椎骨密度の増加効果は，性別，閉経の有無，GC 使用量によらず認められた[3, 4]．同様に PSL 5 mg/日を超える投与量を 3 ヵ月以上投与中で，骨折の既往を有する，または骨密度 T スコア−2.9 未満とより骨折リスクの高い骨粗鬆症患者を対象としたコホート研究においても，遺伝子組換えテリパラチドは 18 ヵ月後の腰椎および大腿骨近位部・頸部の骨密度を有意に増加させたことが報告されている[5]．

　欧州の多施設共同研究において，PSL 5 mg/日 以上を 3 ヵ月以上使用予定かつ骨密度 T スコアが−1.5 未満である 25 歳以上の男性を対象に，遺伝子組換えテリパラチド 20 μg/日 とリセドロネート 35 mg/週 の骨密度増加効果が比較された[6]．QCT（quantitative computed tomography）法により測定した腰椎の海綿骨骨密度は，テリパラチド群で有意な増加を示した（16.3±4.2% vs 3.8±4.1%，$p=0.004$）．さらに，Liu CL らのメタアナリシスにおいて，腰椎，大腿骨頸部，大腿骨近位部いずれの部位の骨密度もビスホスホネートに比しテリパラチド群での有意な増加効果が示された[7]．

骨折予防効果については，前述の Saag KG らの検討において新規骨折発生率が検討されている[1,2]．テリパラチド群の椎体骨折発生率は，18ヵ月 0.6%，36ヵ月 1.7%であり，アレンドロネート群 6.1%，7.7%と比較して有意に抑制された．2020 年の Ding L らのネットワークメタアナリシスでは，3ヵ月以上 GC 治療を受けている，あるいは受ける予定の患者における椎体骨折は，プラセボに比し有意に抑制された（リスク比：0.11，95%CI：0.03-0.47）．この検討における椎体骨折予防効果についての SUCRA はテリパラチドで最も高かった[8]．しかし，GC を 3ヵ月以上使用している患者のみのサブ解析では，有意な椎体骨折予防効果を示したが，GC 使用が 3ヵ月未満の予防群においては有意差を認めなかった．同様に，2021 年の Deng J らのネットワークメタアナリシスにおいても，テリパラチドの椎体骨折予防効果は最も高いことが示された（オッズ比：0.14，95%確信区間：0.058-0.37，SUCRA：0.884）[9] 一方，非椎体骨折の予防効果については，いずれの検討においても示されていない[1,2,8,9]．

▶テリパラチド酢酸塩

テリパラチド酢酸塩は国内で開発された薬剤であり，週 1 回 56.5 μg/回製剤と週 2 回 28.2 μg/回製剤が存在する．GIOP に対する有用性については，週 1 回自己皮下注射製剤による国内のエビデンスに限定される．TOWER-GO (teriparatide once-weekly efficacy research for glucocorticoid-induced osteoporosis) 試験において，PSL 5 mg/日 以上を 3ヵ月以上使用中，あるいは使用予定の 20 歳以上の成人を対象に，テリパラチド酢酸塩 56.5 μg/週 とアレンドロネート 35 mg/週 による骨密度および骨折への効果が検討された[10]．72 週後の腰椎骨密度増加率はテリパラチド群 5.09%，アレンドロネート群 4.04%であり，一次予防，二次予防を合わせた本検討において，アレンドロネートに対する非劣性が示された．また，一次予防群における post hoc 解析においても，ベースラインからの有意な腰椎骨密度増加が示された[11]．同様に，72 週後の椎体骨折発生率はテリパラチド群 8.6%，アレンドロネート群 5.1% ($p=0.29$) であり，椎体骨折の予防効果についてもアレンドロネートに対する非劣性が示された[10]．非椎体骨折については対象が限定的であり評価困難であった．

科学的根拠のまとめ

遺伝子組換えテリパラチドは，一次予防・二次予防を合わせたメタアナリシスおよびネットワークメタアナリシスにおいて，椎体骨折の予防効果が示されている．また，他の骨粗鬆症治療薬と比較しても最も有用性が高い薬剤であることが示されている[7-9]．一方，非椎体骨折の予防効果については RCT，メタアナリシス，ネットワークメタアナリシスのいずれにおいても示されていない．テリパラチド酢酸塩については，一次予防・二次

予防の両者において，アレンドロネートと比較し有意な腰椎骨密度の増加効果が示されている[10]．また，椎体骨折予防効果のアレンドロネートに対する非劣性も示され，予防群を対象とした post hoc 解析において腰椎骨密度の増加効果が示されている[11]．しかし，両薬剤ともに RCT が限定的であり，今後さらなるエビデンスの集積が必要である．また，アバロパラチド酢酸塩については RCT がないため有用性を判断することはできない．

　PTH1 受容体作動薬は，原発性骨粗鬆症において重症骨粗鬆症が対象となっていることやコスト面を考慮し，GIOP においても骨折の危険性の高い症例に使用することを推奨する．その他，自己注射や頻回の通院，費用面など患者負担や医療経済的な問題，他の骨粗鬆症治療薬を用いた逐次療法の有用性など，さまざまな要因を考慮する必要がある．以上，GIOP に対して，PTH1 受容体作動薬の使用を強く推奨するとし，エビデンスレベルは B とした．

文　献

1) Saag KG, Shane E, Boonen E, et al.：Teriparatide or alendronate in glucocorticoid-induced osteoporosis. N Engl J Med, 357：2028-2039, 2007.
2) Saag KG, Zanchetta JR, Devogelaer JP, et al.：Effects of teriparatide versus alendronate for treating glucocorticoid-induced osteoporosis：thirty-six-month results of a randomized, double-blind, controlled trial. Arthritis Rheum, 60：3346-3355, 2009.
3) Langdahl BL, Marin F, Shane E, et al.：Teriparatide versus alendronate for treating glucocorticoid-induced osteoporosis：an analysis by gender and menopausal status. Osteoporos Int, 20：2095-2104, 2009.
4) Devogelaer JP, Adler RA, Recknor C, et al.：Baseline glucocorticoid dose and bone mineral density response with teriparatide or alendronate therapy in patients with glucocorticoid-induced osteoporosis. J Rheumatol, 37：141-148, 2010.
5) Payer J, Tomkova S, Killinger Z, et al.：Eighteen months of teriparatide treatment leads to improvement of bone mineral density and trabecular bone score in patients with glucocorticoids induced osteoporosis：the results from prospective follow-up (registry OSTEO.sk), Clin Osteol, 23 (4)：138-145, 2018.
6) Glüer CC, Marin F, Ringe JD, et al.：Comparative effects of teriparatide and risedronate in glucocorticoid-induced osteoporosis in men：18-month results of the EuroGIOPs trial. J Bone Miner Res, 28：1355-1368, 2013.
7) Liu CL, Lee HC, Chen CC, et al.：Head-to-head comparisons of bisphosphonates and teriparatide in osteoporosis：a meta-analysis. Clin Invest Med, 40：E146-E157, 2017.
8) Ding L, Hu J, Wang D, et al.：Efficacy and Safety of First- and Second-Line Drugs to Prevent Glucocorticoid-Induced Fractures. J Clin Endocrinol Metab, 105：dgz023, 2020.
9) Deng J, Silver Z, Huang E, et al.：Pharmacological prevention of fractures in patients undergoing glucocorticoid therapies：a systematic review and network meta-analysis. Rheumatology (Oxford), 60：649-657, 2021.
10) Tanaka I, Tanaka Y, Soen S, et al.：Efficacy of once-weekly teriparatide in patients with glucocorticoid-induced osteoporosis：the TOWER-GO study. J Bone Miner Metab, 39：446-455, 2021.
11) Tanaka I, Tanaka Y, Soen S, et al.：Efficacy of once-weekly teriparatide for primary prevention of glucocorticoid-induced osteoporosis：A post hoc analysis of the TOWER-GO study. Mod Rheumatol, 32：634-640, 2022.

PubMed	CENTRAL	医中誌	Embase	PsycINFO®	CINAHL	Others（　　　）
230			221			

```
┌─────────────────────────────┐        ┌─────────────────────────────┐
│ Total records identified    │        │ Additional records          │
│ through database searching  │        │ identified through other    │
│ (n = 244)                   │        │ sources (n = 1)             │
└─────────────────────────────┘        └─────────────────────────────┘

┌─────────────────────────────┐        ┌─────────────────────────────┐
│ Records screened            │   →    │ Records excluded            │
│ (1st Screening)             │        │ (n = 16)                    │
│ (n = 229)                   │        │                             │
└─────────────────────────────┘        └─────────────────────────────┘

┌─────────────────────────────┐        ┌─────────────────────────────┐
│ Full-text articles assessed │   →    │ Full-text articles          │
│ for eligibility             │        │ excluded, with reasons      │
│ (2nd Screening) (n = 24)    │        │ (n = 205)                   │
└─────────────────────────────┘        └─────────────────────────────┘

┌─────────────────────────────┐
│ Studies included in         │
│ qualitative synthesis       │
│ (n = 11)                    │
└─────────────────────────────┘

┌─────────────────────────────┐
│ Studies included in         │
│ quantitative synthesis      │
│ (meta-analysis) (n = 0)     │
└─────────────────────────────┘
```

SR-3 二次スクリーニング後の一覧表

文献	研究デザイン	P	I	C	O	コメント
Deng J, Silver et al.:Rheumatology (Oxford), 60:649-657, 2021.	ネットワークメタアナリシス	5試験, 437人 GC使用中か、使用予定、あるいはベースラインの1年間に少なくとも3ヵ月間GCを使用していた18歳以上の成人患者	テリパラチド（20μg/日）	プラセボまたは他の骨粗鬆症治療薬	遺伝子組換えテリパラチドは椎体骨折のオッズ比低下に関与する 椎体骨折0.14 (0.058-0.37), SUCRA順位1 非椎体骨折0.73 (0.31-1.7), SUCRA順位3	
Ding L, et al.:J Clin Endocrinol Metab, 105:dgz023, 2020.	ネットワークメタアナリシス	19試験, 4,328人 GCを3ヵ月以上使用中あるいは使用予定の成人患者	テリパラチド（20μg/日）	プラセボまたは他の骨粗鬆症治療薬	遺伝子組換えテリパラチドはプラセボ[RR：0.11 (0.03-0.47)] およびアレンドロネート[RR：0.25 (0.08-0.82)]に比べて有意な椎体骨折予防効果を示した。子防群のみでの検討では有意差を認めなかった。非椎体骨折予防効果は認めなかった。	
Liu CL, et al.:Clin Invest Med, 40:E146-E157, 2017.	メタアナリシス	2試験 520人 PSL 5 mg/日相当以上のGCを3ヵ月以上使用中で骨密度が-1.5以下、あるいは-1.0以下かつ脆弱性骨折を有する21歳以上の成人	テリパラチド（20μg/日）	ビスホスホネート	遺伝子組換えテリパラチドはビスホスホネートに比べて有意な腰椎、大腿骨近位部、大腿骨頸部の骨密度増加効果を認め、有意な椎体骨折防止効果を認めた。非椎体骨折防止効果は認めなかった	
Saag KG, et al.:N Engl J Med, 357:2028-2039, 2007.	無作為二重盲検試験	PSL 5 mg/日相当以上のGCを3ヵ月以上使用中で骨密度が-2.0以下、あるいは-1.0以下かつ脆弱性骨折を有する21歳以上の成人 428人	テリパラチド（20μg/日、18ヵ月間）	アレンドロネート(10 mg/日)	遺伝子組換えテリパラチド群はアレンドロネート群に比べて有意な腰痛および大腿骨近位部骨密度増加効果を認めた。非椎体骨折予防効果に差は認めなかった	N Engl J Med, 357：2028-2039, 2007の36ヵ月までの延長試験
Saag KG, et al.:Arthritis Rheum, 60:3346-3355, 2009.	無作為二重盲検試験	PSL 5 mg/日相当以上のGCを3ヵ月以上使用中で骨密度が-2.0以下、あるいは-1.0以下かつ脆弱性骨折を有する21歳以上の成人 428人	テリパラチド（20μg/日、18ヵ月間）	アレンドロネート(10 mg/日)	遺伝子組換えテリパラチド群は、アレンドロネート群に比べ、腰椎、大腿骨近位部、大腿骨頸部骨密度の有意な増加と椎体骨折予防効果を認めたが、非椎体骨折予防効果に差は認めなかった	N Engl J Med, 357：2028-2039, 2007の性別、閉経前後で分けたpost-hoc解析
Langdahl BL, et al.:Osteoporos Int, 20:2095-2104, 2009.	無作為二重盲検試験	PSL 5 mg/日相当以上のGCを3ヵ月以上使用中で骨密度が-2.0以下、あるいは-1.0以下かつ脆弱性骨折を有する21歳以上の成人 428人、男性 (n=67), 閉経前女性 (n=83)、閉経後女性 (n=277)	テリパラチド（20μg/日、18ヵ月間）	アレンドロネート(10 mg/日)	男性群、未閉経群、閉経後群のいずれでも、遺伝子組換えテリパラチドはアレンドロネートに比べて有意な腰椎骨密度増加効果を認めた	N Engl J Med, 357：2028-2039, 2007の性別、閉経前後で分けたpost-hoc解析

SR-3 つづき

文献	研究デザイン	P	I	C	O	コメント
Devogelaer JP, et al.:J Rheumatol, 37:141-148, 2010.	無作為化二重盲検試験	PSL 5 mg/日 相当以上の GC を3ヵ月以上使用中で骨密度増加が-2.0以下、あるいは-1.0以下かつ脆弱性骨折を有する21歳以上の成人428人、低用量（≤5 mg/日）の GC 投与群：テリパラチド(n=67)vs アレンドロネート(n=79)、中用量（5～15 mg/日）の GC 投与群：テリパラチド vs アレンドロネート(n=84)、高用量（≧15 mg/日）の GC 投与群：テリパラチド(n=28)vs アレンドロネート(n=29)	テリパラチド（20 μg/日、18ヵ月間）	アレンドロネート(10 mg/日)	遺伝子組換えテリパラチド使用による腰椎および大腿骨骨密度増加効果はベースラインの GC 投与量によって差は認めなかった。椎骨密度増加効果は GC 低用量および中用量使用群でアレンドロネート群に比し有意であった	N Engl J Med, 357：2028-2039, 2007 のベースラインの GC 投与量でわけた post-hoc 解析
Tanaka I, et al.:J Bone Miner Metab, 39:446-455, 2021.	無作為化非劣性試験	PSL 5 mg/日 相当以上を3ヵ月以上使用中で、ある いは使用予定の20歳以上の成人180人	テリパラチド(56.5 μg/週, 72週)	アレンドロネート(35 mg/週)	テリパラチド酢酸塩群はアレンドロネート群と比較し腰椎骨密度増加効果について非劣性が示された。テリパラチド酢酸塩群はベースラインと比較し有意な骨密度増加効果を認めた、椎体、非椎体骨折について両群に差を認めなかった	
Tanaka I, et al.:Mod Rheumatol, 32:634-640, 2022.	無作為化二重盲検試験	PSL 5 mg/日 相当を3ヵ月以上使用中、ある いは使用予定の20歳以上の成人180人のうち、GC 投与が90日以内の73人	テリパラチド(56.5 μg/週, 72週)	アレンドロネート(35 mg/週)	予防群のみでの検討においても、テリパラチド酢酸塩群はベースラインと比較し有意な腰椎骨密度増加効果を認めた。アレンドロネート群との間に差を認めなかった	J Bone Miner Metab, 39：446-455, 2021 の予防群のみでの post-hoc 解析
Glüer CC, et al.:J Bone Miner Res, 28:1355-1368, 2013.	無作為化非盲検試験	GC 5 mg/日 以上を3ヵ月以上使用中の25歳以上の男性で、骨密度 T 値が-1.5以下の92人	テリパラチド注(20 μg/日、18ヵ月間)	リセドロネート(35 mg/週)	18ヵ月後の海綿骨骨密度はいずれの群もベースラインと比較し有意な増加を認めた。遺伝子組換えテリパラチドはリセドロネート群に比べて有意な増加を示した（16.3% vs 3.8%；p=0.004）DXA法腰椎骨密度と大腿骨近位部骨密度はベースラインと比較し有意な増加を認め、腰椎骨密度の増加はテリパラチド群で有意であった	EuroGIOPs Trial
Payer J, et al.:Clin Osteol, 23 (4):138-145, 2018.	前向き追跡調査	骨密度 T 値-2.9未満、あるいは1つ以上の骨粗鬆症性骨折有りで、5 mg/日 を超える GC を3ヵ月以上使用中	テリパラチド（20 μg/日、18ヵ月間）	無し	遺伝子組換えテリパラチド投与 18ヵ月後、腰椎骨密度、大腿骨近位部骨密度、大腿骨頸部骨密度の有意な上昇を認めた	

J Clin Endocrinol Metab, 105：dgz023, 2020.	益

患者/参加者（P）：3ヵ月以上 GC 使用中, あるいは使用予定の成人患者　　介入（I）：テリパラチド（20 µg/日）, デノスマブ（60 mg/6ヵ月）, アレンドロネート（5 or 10 mg/日, 35 or 70 mg/週）, リセドロネート（5 mg/日, 35 mg/週）, イバンドロネート（150 mg/月 経口, 2 mg/3ヵ月 静注）, ゾレドロネート（5 mg/年 点滴静注）　　対照（参照）（C）：プラセボもしくは他の骨粗鬆症治療薬　　ネットワークメタアナリシス Geometry plot*

アウトカム（O）：椎体骨折の発生率　　セッティング（S）：

総研究数 参加者数	相対効果** （95%Crl）	予測される絶対効果*** （95%Crl）			エビデンスの 確実性	順位**** （95%Crl）	結果の解釈
		介入なし	介入あり	差			
19　4,328	0.11 (0.03–0.47)	テリパラチド	プラセボ	8.91 (2.13–37.32)*	高い質	1	遺伝子組換えテリパラチドはプラセボに比し有意な椎体骨折防止効果を示した GC 投与が 3ヵ月以上の治療群のみでのサブ解析では有意な椎体骨折防止効果を示したが, GC 使用が 3ヵ月未満の予防投与群のみでのサブ解析では有意差を認めなかった
19　4,328	0.25 (0.08–0.82)	テリパラチド	アレンドロネート	3.96 (1.21–12.92)*	高い質		遺伝子組換えテリパラチドはアレンドロネートに比し有意な椎体骨折防止効果を示した
19　4,328		ゾレドロネート	テリパラチド	0.20 (0.03–1.60)	高い質		
19　4,328		テリパラチド	リセドロネート	2.98 (0.66–13.45)	高い質		
19　4,328		テリパラチド	イバンドロネート	2.93 (0.45–19.29)	高い質		
19　4,328		テリパラチド	デノスマブ	1.90 (0.37–9.76)	高い質		

　　*　　実線は直接比較
　　**　　推定値はオッズ比, Crl は確信区間（ベイジアンアプローチによる）.
　　***　　予測される絶対効果：介入群と対照群の絶対リスクの差.
　　****　　Surface Under the Cumulative Ranking（SUCRA）と効果に対する確信区間を提示.
　　　　　　順位の統計値はその治療が 1 位, 2 位, …, n 位になる確率である.

GRADE によるエビデンスの確実性
高い質：真の効果が効果推定値に近いことに非常に確信がある.
中等度の質：効果推定値に中等度の確信がある：真の効果は効果推定値に近い可能性が高いがかなり異なる可能性がある.
低い質：効果推定値に対する確信は限られている：真の効果は効果推定値とかなり異なるかもしれない.
非常に低い質：効果推定値にほとんど確信が持てない：真の効果はかなり異なる可能性がある.

解説脚注

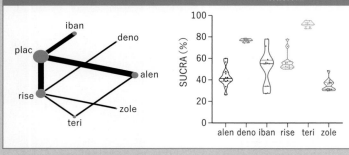

alen : alendronate, deno : denosumab,
iban : ibandronate, plac : placebo,
rise : risedronate, teri : teriparatide,
zole : zoledronate

J Clin Endocrinol Metab, 105：dgz023, 2020.	益

患者/参加者（P）：3ヵ月以上 GC 使用中，あるいは使用予定の成人患者　　　介入（I）：テリパラチド（20 μg/日），デノスマブ（60 mg/6ヵ月），アレンドロネート（5 or 10 mg/日，35 or 70 mg/週），リセドロネート（5 mg/日，35 mg/週），イバンドロネート（150 mg/月 経口，2 mg/3ヵ月 静注），ゾレドロネート（5 mg/年 点滴静注）　　　対照（参照）（C）：プラセボもしくは他の骨粗鬆症治療薬　　　ネットワークメタアナリシス Geometry plot*

アウトカム（O）：非椎体骨折の発生率　　　セッティング（S）：

総研究数 参加者数		相対効果** （95%CrI）	予測される絶対効果***（95%CrI）			エビデンスの 確実性	順位**** （95%CrI）	結果の解釈
			介入なし	介入あり	差			
19	4,328		プラセボ	テリパラチド	0.50（0.19-1.31）	高い質		遺伝子組換えテリパラチドはプラセボに比し有意な非椎体骨折防止効果は認めなかった
19	4,328		ゾレドロネート	テリパラチド	0.20（0.03-1.60）	高い質		
19	4,328		リセドロネート	テリパラチド	0.48（0.15-1.52）	高い質		
19	4,328		イバンドロネート	テリパラチド	1.15（0.13-10.07）	高い質		
19	4,328		デノスマブ	テリパラチド	0.34（0.50-1.89）	高い質		
19	4,328		アレンドロネート	テリパラチド	0.97（0.50-1.89）	高い質		

　　*　　実線は直接比較
　　**　　推定値はオッズ比．CrI は確信区間（ベイジアンアプローチによる）．
　　***　　予測される絶対効果：介入群と対照群の絶対リスクの差．
　　****　Surface Under the Cumulative Ranking（SUCRA）と効果に対する確信区間を提示．
　　　　　順位の統計値はその治療が 1 位，2 位，…，n 位になる確率である．

GRADE によるエビデンスの確実性
高い質：真の効果が効果推定値に近いことに非常に確信がある．
中等度の質：効果推定値に中等度の確信がある：真の効果は効果推定値に近い可能性が高いがかなり異なる可能性がある．
低い質：効果推定値に対する確信は限られている：真の効果は効果推定値とかなり異なるかもしれない．
非常に低い質：効果推定値にほとんど確信が持てない：真の効果はかなり異なる可能性がある．

解説脚注

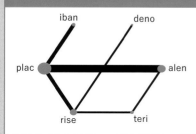

alen : alendronate, deno : denosumab, iban : ibandronate,
plac : placebo, rise : risedronate, teri : teriparatide

	益
Rheumatology（Oxford），60：649-657，2021.	

患者/参加者（P）：GC 使用中か使用予定，あるいはベースラインの前の 1 年間に少なくとも 3ヵ月間 GC を使用していた 18 歳以上の成人患者　　介入（I）：骨粗鬆症治療薬による治療　　対照（参照）（C）：プラセボもしくは他の骨粗鬆症治療薬　　ネットワークメタアナリシス Geometry plot*

アウトカム（O）：椎体骨折の発生率　　セッティング（S）：

総研究数 参加者数		相対効果** （95%Crl）	予測される絶対効果***（95%Crl）			エビデンスの 確実性	順位**** （95%Crl）	結果の解釈
			介入なし	介入あり	差			
5	437		プラセボ	テリパラチド	0.14（0.058-0.37）	高い質	1（0.884）	椎体骨折予防効果あり

    *   実線は直接比較
    **   推定値はオッズ比，Crl は確信区間（ベイジアンアプローチによる）．
    *** 予測される絶対効果：介入群と対照群の絶対リスクの差．
    **** Surface Under the Cumulative Ranking（SUCRA）と効果に対する確信区間を提示．
           順位の統計値はその治療が 1 位，2 位，…，n 位になる確率である．

GRADE によるエビデンスの確実性
高い質：真の効果が効果推定値に近いことに非常に確信がある．
中等度の質：効果推定値に中等度の確信がある：真の効果は効果推定値に近い可能性が高いがかなり異なる可能性がある．
低い質：効果推定値に対する確信は限られている：真の効果は効果推定値とかなり異なるかもしれない．
非常に低い質：効果推定値にほとんど確信が持てない：真の効果はかなり異なる可能性がある．

解説脚注

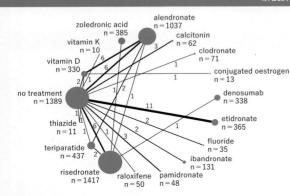

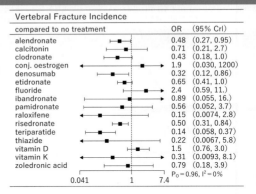

Risk of bias graph for included studies

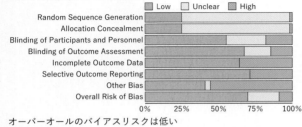

オーバーオールのバイアスリスクは低い

| | Rheumatology (Oxford), 60：649-657, 2021. | | | | | | 益 |

患者/参加者（P）：GC 使用中か使用予定，あるいはベースラインの前の 1 年間に少なくとも 3ヵ月間 GC を使用していた 18 歳以上の成人患者　　介入（I）：骨粗鬆症治療薬による治療　　対照（参照）（C）：プラセボもしくは他の骨粗鬆症治療薬　　ネットワークメタアナリシス Geometry plot*

アウトカム（O）：非椎体骨折の発生率　　セッティング（S）：

総研究数 参加者数		相対効果** （95%CrI）	予測される絶対効果*** （95%CrI）			エビデンスの 確実性	順位**** （95%CrI）	結果の解釈
			介入なし	介入あり	差			
5	437		プラセボ	テリパラチド	0.73（0.31-1.7）	高い質	3（0.647）	非椎体骨折予防効果なし

* 実線は直接比較
** 推定値はオッズ比，CrI は確信区間（ベイジアンアプローチによる）．
*** 予測される絶対効果：介入群と対照群の絶対リスクの差．
**** Surface Under the Cumulative Ranking（SUCRA）と効果に対する確信区間を提示．
　　　　順位の統計値はその治療が 1 位，2 位，…，n 位になる確率である．

GRADE によるエビデンスの確実性
高い質：真の効果が効果推定値に近いことに非常に確信がある．
中等度の質：効果推定値に中等度の確信がある：真の効果は効果推定値に近い可能性が高いがかなり異なる可能性がある．
低い質：効果推定値に対する確信は限られている：真の効果は効果推定値とかなり異なるかもしれない．
非常に低い質：効果推定値にほとんど確信が持てない：真の効果はかなり異なる可能性がある．

| 解説脚注 |

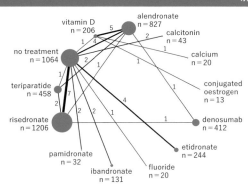

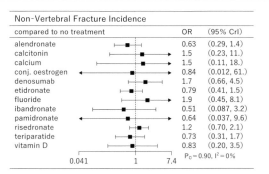

Non-Vertebral Fracture Incidence

compared to no treatment	OR	(95% CrI)
alendronate	0.63	(0.29, 1.4)
calcitonin	1.5	(0.23, 11.)
calcium	1.5	(0.11, 18.)
conj. oestrogen	0.84	(0.012, 61.)
denosumab	1.7	(0.66, 4.5)
etidronate	0.79	(0.41, 1.5)
fluoride	1.9	(0.45, 8.1)
ibandronate	0.51	(0.087, 3.2)
pamidronate	0.64	(0.037, 9.6)
risedronate	1.2	(0.70, 2.1)
teriparatide	0.73	(0.31, 1.7)
vitamin D	0.83	(0.20, 3.5)

$P_Q = 0.90, I^2 = 0\%$

Risk of bias graph for included studies

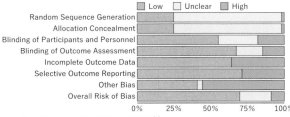

オーバーオールのバイアスリスクは低い

抗 RANKL 抗体は
グルココルチコイド誘発性骨粗鬆症に
対して有用か？

推　奨

抗 RANKL 抗体は，GC 使用予定および使用中の患者に対して，腰椎・大腿骨骨密度の増加効果や椎体骨折予防効果のエビデンスがあることから使用を推奨する．

□ エビデンスレベル：B　　□ 推奨度：1　　□ 同意度：8.9

■ 文献抽出過程

　　PubMed および Scopus のデータベースを用いて文献検索を実施し，グルココルチコイド誘発性 glucocorticoid-induced またはステロイド誘発性 steroid-induced と骨粗鬆症 osteoporosis または骨折 fracture，グルココルチコイド誘発性骨粗鬆症（GIOP）を含む 2000 年以降の論文として 1,413 報が抽出された．そのうち，抗 RANKL 抗体に関する推奨文作成の対象文献として 128 報を一次スクリーニング対象とした．CQ に適合しない文献を除外してスクリーニングを実施し，14 論文が二次スクリーニングの対象となった．14 論文のうち，コホート研究 5 論文，非ランダム化試験（NRCT）2 論文，スタディデザインが異なる 1 論文は除外した．3 つのメタアナリシス，3 つのランダム化比較試験（RCT）が残ったが，RCT に関しては，いずれもビスホスホネート製剤を対照とした試験であった．メタアナリシスの内 1 つは，出版後に新規の RCT が発表されていたため除外し，残りの 2 つはすべての RCT が検討に含まれていたことから，最終的に 2 つのメタアナリシスの結果を総合し，システマティックレビューとして記載した．

■ 背　景

　　骨では破骨細胞による骨吸収と骨芽細胞による骨形成が絶えず行われており，骨吸収と骨形成のバランスが保たれることにより，骨は常に新しく再構築されている．骨粗鬆症では，破骨細胞の作用が骨芽細胞の作用よりも大きくなっていることが病態に深くかかわっており，その原因の一つとして RANKL (receptor activator of nuclear factor κB ligand) と OPG (osteoprotegerin) が重要である．RANKL は破骨細胞の前駆細胞表面に発現している RANK と結合することにより，成熟破骨細胞への分化や骨吸収を促進する．OPG は RANK より高い親和性で RANKL と結合し，破骨細胞の活性化を抑制する．骨粗鬆症では RANKL が増加していることが報告されており，それに伴

い破骨細胞が活性化し，骨吸収が促進される．この RANKL に注目して開発された薬剤が抗 RANKL 抗体であるデノスマブである．デノスマブは RANKL を標的とするヒト型 IgG2 モノクローナル抗体であり，ヒト RANKL に高い親和性で結合する．デノスマブは FREEDOM (fracture reduction evaluation of denosumab in osteoporosis every 6 months) Trial や DIRECT (denosumab fracture intervention randomized placebo controlled) study などの臨床試験において，骨粗鬆症に対する高い有効性が報告され，2013 年よりわが国において保険収載となっている．

　GIOP は，GC の代表的な副作用である．GIOP の発症機序として，GC が RANKL の発現を亢進，OPG の産生抑制をきたし，破骨細胞の増殖・活性化が起きていることが知られている．『ステロイド性骨粗鬆症の管理と治療ガイドライン：2014 年改訂版』では，十分なエビデンスがない状況であったため，GIOP に対して抗 RANKL 抗体は推奨しないと判断され，アレンドロネートとリセドロネートが GIOP の第一選択とされていた．しかしながら，これらビスホスホネート製剤は内服方法が煩雑であり，骨密度増加効果が3，4 年目以降弱まるため，新規薬剤への期待が高い．デノスマブは機序を考慮すると GIOP に対して有効であると考えられ，今回のガイドラインでは GIOP に対する予防投与を特に意識し，抗 RANKL 抗体の最新の報告をもとに推奨文を再作成することとした．

解　説

　GIOP に対する抗 RANKL 抗体の効果を検討した RCT に関しては，2 つの試験が報告[1-3]されているが，いずれもビスホスホネート製剤を対照とした試験であり，当 CQ に対する直接な試験デザインではなかった．しかし，これらの試験を含めてプラセボと比較したネットワークメタアナリシスが 2 報あり[4,5]，その結果を用いてシステマティックレビューを行った．

　Deng らによって 2021 年に発表されたネットワークメタアナリシス[4]においては，GC 治療を受けている 18 歳以上の患者，もしくは受ける予定になっている 18 歳以上の患者，もしくはベースラインより 1 年以内に 3 ヵ月以上 GC 治療を受けた 18 歳以上の患者が対象となっている．52 の RCT が含まれ，デノスマブ以外にもビスホスホネート製剤などが比較されている．この試験において，デノスマブは有意に椎体骨折を減少させたことが報告されている（オッズ比［OR］：0.32，95％信頼区間［CI］：0.12-0.86）．一方で，非椎体骨折に関しては，デノスマブの効果はプラセボと比較して有意ではなかった（OR：1.7，95％ CI：0.66-4.50）．

　Liu らによって 2020 年に発表されたネットワークメタアナリシス[5]では，プレドニゾロン（PSL）換算 5 mg/日以上の GC 治療をベースラインより 3 ヵ月以上前から受けている 18 歳以上の患者が研究対象となっている．51 の RCT が含まれ，Deng らの報告と同

様にデノスマブ以外にもビスホスホネート製剤などが比較されている．この試験において
は，デノスマブは椎体骨折（リスク比［RR］：−0.38，95% CI：−1.31-0.54），非椎
体骨折（RR：0.60，95% CI：−0.72-1.92）ともにプラセボに対して有意な効果は示し
ていなかった．一方，骨密度に対する影響では，デノスマブはプラセボと比較して腰椎に
おいては有意な骨密度上昇はなかったものの（標準化平均差［SMD］：5.87，95%
CI：−0.25-11.99），大腿骨頸部においては有意に骨密度を上昇させた（SMD：
12.63，95% CI：5.46-21.07）．また，この報告では，デノスマブはプラセボと比較し
て重篤な有害事象（OR：1.05，95% CI：0.51-2.15）においては有意な差はなかった
と報告されている．

　上記の報告においては，Deng らの報告は GIOP の予防および治療を分けずに検討
しており，Liu らの報告は GIOP の治療を主体とした検討になっており，結果に違いが出
たものと考えられたが，いずれもデノスマブがプラセボと比較して GIOP に有効であるこ
とが示唆されていた．

科学的根拠のまとめ

　抗 RANKL 抗体は新規骨粗鬆症治療薬として注目されており，重要な CQ である．メ
タアナリシスを含むシステマティックレビューの結果より，GIOP の予防および治療に関し
て椎体骨折の予防効果や大腿骨骨密度の増加効果のエビデンスがあると判断した．しか
しながら，検索アルゴリズムから抽出されたランダム化二重盲検試験とランダム化非盲検
試験が 1 つずつであり，試験数は少ない．また，両試験ともリセドロネートもしくはアレンド
ロネートを対照群に行っており，CQ に対する直接的なエビデンスとなる試験は存在しな
かった．益と害のバランスについては，メタアナリシスでは，骨折予防効果や骨密度増加
効果の益が，非定型大腿骨骨折や顎骨壊死などの害のバランスを上回ると考えられる
が，これらの RCT で抗 RANKL 抗体を投与された患者数は計 414 人であり，有害事
象の評価は不十分である．経済的な効果に関してはエビデンスがなく評価不能であった．
2014 年度のガイドラインとの変更点については，前回はエビデンスが乏しいため，推奨
しないとなっていたが，今回は少ないながらも無作為前向き試験も行われており，その結
果より，GIOP に対しては，抗 RANKL 抗体の使用を強く推奨するとし，エビデンスレベ
ルは B と評価した．

文　献

1) Iseri K, Iyoda M, Watanabe M, et al.：The effects of denosumab and alendronate on
   glucocorticoid-induced osteoporosis in patients with glomerular disease：A randomized,
   controlled trial. PLoS One, 13：e0193846, 2018.
2) Saag KG, Wagman RB, Geusens P, et al.：Denosumab versus risedronate in glucocorticoid-

induced osteoporosis：a multicentre, randomised, double-blind, active-controlled, double-dummy, non-inferiority study. Lancet Diabetes Endocrinol, 6：445-454, 2018.
3) Saag KG, Pannacciulli N, Geusens P, et al.：Denosumab Versus Risedronate in Glucocorticoid-Induced Osteoporosis：Final Results of a Twenty-Four-Month Randomized, Double-Blind, Double-Dummy Trial. Arthritis Rheumatol, 71：1174-1184, 2019.
4) Deng J, Silver Z, Huang E, et al.：Pharmacological prevention of fractures in patients undergoing glucocorticoid therapies：a systematic review and network meta-analysis. Rheumatology (Oxford) , 60：649-657, 2021.
5) Liu Z, Zhang M, Shen Z, et al.：Efficacy and safety of 18 anti-osteoporotic drugs in the treatment of patients with osteoporosis caused by glucocorticoid：A network meta-analysis of randomized controlled trials. PLoS One, 15：e0243851, 2020.

PubMed	CENTRAL	医中誌	Embase	PsycINFO®	CINAHL	Others (　　　　)
129			118			

Total records identified through
database searching (n = 128)

Additional records identified through
other sources (n =　　)

Records screened　(1st Screening)
(n = 119)

Records excluded
(n = 9)

Full-text articles assessed for eligibility
(2nd Screening) (n = 65)

Full-text articles excluded,
with reasons
(n = 54)

Studies included in qualitative synthesis
(n = 14)

Studies included in quantitative synthesis
(meta-analysis) (n = 0)

SR-3 二次スクリーニング後の一覧表

文献	研究デザイン	P	I	C	O	コメント
Liu Z, et al.：PLoS One, 15：e0243851, 2020.	ネットワークメタアナリシス	GIOP のネットワークメタアナリシス：56件の RCT を対象とした	テリパラチド vs イバンドロネート vs ラロキシフェン vs デノスマブ vs カルシトニン	プラセボおよび各薬剤	（ネットワークメタアナリシス）35 試験を対象とした。テリパラチドとイバンドロネートは GIOP 患者の椎体骨折、および非椎体骨折のリスクを低減させる。ラロキシフェンとデノスマブの長期使用は腰椎と股関節の BMD を増加させる。アレンドロネートとテリパラチドは椎体骨折と非椎体骨折の両方のオッズを減少させることがわかった。デノスマブとリセドロネートは椎体骨折のオッズ低下と関連し、エチドロネート、イバンドロネート、アルファカルシドールは非椎体骨折のオッズ低下と関連していた	
Deng J, et al.：Rheumatology (Oxford), 60：649-657, 2021.	ネットワークメタアナリシス	GC 服用中の成人患者	アレンドロネート、テリパラチド、デノスマブ、リセドロネート、エチドロネート、イバンドロネート、アルファカルシドール	プラセボおよび各薬剤	（ネットワークメタアナリシス）56件の RCT を対象とした。アレンドロネートとテリパラチドは、椎体骨折と非椎体骨折の両方のオッズを減少させることがわかった。デノスマブとリセドロネートは、椎体骨折のオッズ低下と関連し、エチドロネート、イバンドロネート、アルファカルシドールは非椎体骨折のオッズ低下と関連していた	

SR-13 結果のまとめ（ネットワークメタアナリシス）

PLoS One, 15：e0243851, 2020.	益

患者/参加者（P）：18 歳以上の GIOP 患者　　　介入（I）：骨粗鬆症治療薬による治療　　　対照（参照）（C）：プラセボもしくは他の骨粗
鬆症治療薬　　　ネットワークメタアナリシス Geometry plot*
アウトカム（O）：椎体骨密度変化率　　　セッティング（S）：

総研究数 参加者数		相対効果** （95%CrI）	予測される絶対効果***（95%CrI）			エビデンスの 確実性	順位**** （95%CrI）	結果の解釈
			介入なし	介入あり	差			
51	6,803		プラセボ	デノスマブ		中等度の質	3（SUCRA 78.9%）	

- *　　　実線は直接比較
- **　　推定値はオッズ比．CrI は確信区間（ベイジアンアプローチによる）．
- ***　予測される絶対効果：介入群と対照群の絶対リスクの差．
- ****　Surface Under the Cumulative Ranking（SUCRA）と効果に対する確信区間を提示．
　　　　順位の統計値はその治療が 1 位，2 位，…，n 位になる確率である．

GRADE によるエビデンスの確実性
高い質：真の効果が効果推定値に近いことに非常に確信がある．
中等度の質：効果推定値に中等度の確信がある：真の効果は効果推定値に近い可能性が高いがかなり異なる可能性がある．
低い質：効果推定値に対する確信は限られている：真の効果は効果推定値とかなり異なるかもしれない．
非常に低い質：効果推定値にほとんど確信が持てない：真の効果はかなり異なる可能性がある．

解説脚注

total 6,803 人　　51 研究

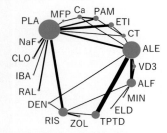

RAL＝raloxifene, PAM＝pamidronate, DEN＝denosumab, CLO＝clodronate,
MFP＝monofluorophosphate, NaF＝sodium fluoride, TPTD＝teriparatide,
Ca＝calcium, CT＝calcitonin, MIN＝minodronate, ALE＝alendronate,
ELD＝eldecalcitol, IBA＝ibandronate, ALF＝alfacalcidol, ZOL＝zoledronic acid,
ETI＝etidronate, RIS＝risedronate, PLA＝placebo, VD3＝VitaminD$_3$

PLoS One, 15：e0243851, 2020.	益

患者/参加者（P）：18 歳以上の GIOP 患者　　　介入（I）：骨粗鬆症治療薬による治療　　　対照（参照）（C）：プラセボもしくは他の骨粗
鬆症治療薬　　　ネットワークメタアナリシス Geometry plot*
アウトカム（O）：大腿骨骨密度変化率　　　セッティング（S）：

総研究数 参加者数		相対効果** （95%CrI）	予測される絶対効果***（95%CrI）			エビデンスの 確実性	順位**** （95%CrI）	結果の解釈
			介入なし	介入あり	差			
26	3,946		プラセボ	デノスマブ	SMD：12.63（95%CI：6.51–18.75）	中等度の質	1（SUCRA 99.7%）	

　　　*　　実線は直接比較
　　**　　推定値はオッズ比. CrI は確信区間（ベイジアンアプローチによる）.
　***　　予測される絶対効果：介入群と対照群の絶対リスクの差.
****　　Surface Under the Cumulative Ranking（SUCRA）と効果に対する確信区間を提示.
　　　　　順位の統計値はその治療が 1 位, 2 位, …, n 位になる確率である.

GRADE によるエビデンスの確実性
高い質：真の効果が効果推定値に近いことに非常に確信がある.
中等度の質：効果推定値に中等度の確信がある：真の効果は効果推定値に近い可能性が高いがかなり異なる可能性がある.
低い質：効果推定値に対する確信は限られている：真の効果は効果推定値とかなり異なるかもしれない.
非常に低い質：効果推定値にほとんど確信が持てない：真の効果はかなり異なる可能性がある.

解説脚注

total 3,946 人　26 研究

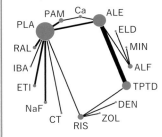

RAL＝raloxifene, PAM＝pamidronate, DEN＝denosumab,
NaF＝sodium fluoride, TPTD＝teriparatide, Ca＝calcium, CT＝calcitonin,
MIN＝minodronate, ALE＝alendronate, ELD＝eldecalcitol, IBA＝ibandronate,
ALF＝alfacalcidol, ZOL＝zoledronic acid, ETI＝etidronate, RIS＝risedronate,
PLA＝placebo

PLoS One, 15：e0243851, 2020.							益

患者/参加者（P）：18 歳以上の GIOP 患者　　介入（I）：骨粗鬆症治療薬による治療　　対照（参照）（C）：プラセボもしくは他の骨粗鬆症治療薬　　ネットワークメタアナリシス Geometry plot*
アウトカム（O）：非椎体骨折の発生率　　セッティング（S）：

総研究数 参加者数	相対効果** （95%CrI）	予測される絶対効果*** （95%CrI）			エビデンスの 確実性	順位**** （95%CrI）	結果の解釈
		介入なし	介入あり	差			
13　3,455		プラセボ	デノスマブ		中等度の質	10 （SUCRA 19.6%）	

*　　実線は直接比較
**　　推定値はオッズ比. CrI は確信区間（ベイジアンアプローチによる）.
***　　予測される絶対効果：介入群と対照群の絶対リスクの差.
****　Surface Under the Cumulative Ranking（SUCRA）と効果に対する確信区間を提示.
　　　　順位の統計値はその治療が 1 位, 2 位, ..., n 位になる確率である.

GRADE によるエビデンスの確実性
高い質：真の効果が効果推定値に近いことに非常に確信がある.
中等度の質：効果推定値に中等度の確信がある：真の効果は効果推定値に近い可能性が高いがかなり異なる可能性がある.
低い質：効果推定値に対する確信は限られている：真の効果は効果推定値とかなり異なるかもしれない.
非常に低い質：効果推定値にほとんど確信が持てない：真の効果はかなり異なる可能性がある.

解説脚注

total 3,455 人　13 研究

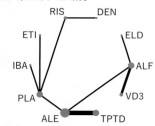

DEN＝denosumab, TPTD＝teriparatide, ALE＝alendronate, ELD＝eldecalcitol, IBA＝ibandronate, ALF＝alfacalcidol, ETI＝etidronate, RIS＝risedronate, PLA＝placebo, VD3＝VitaminD3

PLoS One, 15：e0243851, 2020.	益

患者/参加者（P）：18歳以上のGIOP患者　　介入（I）：骨粗鬆症治療薬による治療　　対照（参照）（C）：プラセボもしくは他の骨粗鬆症治療薬　　ネットワークメタアナリシス Geometry plot*
アウトカム（O）：椎体骨折の発生率　　セッティング（S）：

総研究数 参加者数		相対効果** （95%CrI）	予測される絶対効果*** （95%CrI）			エビデンスの 確実性	順位**** （95%CrI）	結果の解釈
			介入なし	介入あり	差			
24	4,796		プラセボ	デノスマブ		中等度の質	9	

* 　　実線は直接比較
** 　　推定値はオッズ比，CrIは確信区間（ベイジアンアプローチによる）．
*** 　　予測される絶対効果：介入群と対照群の絶対リスクの差．
**** 　　Surface Under the Cumulative Ranking（SUCRA）と効果に対する確信区間を提示．
　　　　順位の統計値はその治療が1位，2位，…，n位になる確率である．

GRADEによるエビデンスの確実性
高い質：真の効果が効果推定値に近いことに非常に確信がある．
中等度の質：効果推定値に中等度の確信がある：真の効果は効果推定値に近い可能性が高いがかなり異なる可能性がある．
低い質：効果推定値に対する確信は限られている：真の効果は効果推定値とかなり異なるかもしれない．
非常に低い質：効果推定値にほとんど確信が持てない：真の効果はかなり異なる可能性がある．

解説脚注

total 4,796人　24研究

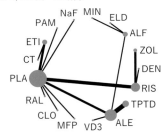

RAL＝raloxifene, PAM＝pamidronate, DEN＝denosumab, CLO＝clodronate, MFP＝monofluorophosphate, NaF＝sodium fluoride, TPTD＝teriparatide, CT＝calcitonin, MIN＝minodronate, ALE＝alendronate, ELD＝eldecalcitol, ALF＝alfacalcidol, ZOL＝zoledronic acid, ETI＝etidronate, RIS＝risedronate, PLA＝placebo, VD3＝VitaminD3

Rheumatology (Oxford), 60 (2)：649–657, 2021.	益

患者/参加者（P）：18 歳以上の GIOP 患者　　介入（I）：骨粗鬆症治療薬による治療　　対照（参照）（C）：プラセボもしくは他の骨粗鬆症治療薬　　ネットワークメタアナリシス Geometry plot *

アウトカム（O）：椎体骨折の発生率　　セッティング（S）：

総研究数 参加者数	相対効果** （95%CrI）	予測される絶対効果***（95%CrI）			エビデンスの 確実性	順位**** （95%CrI）	結果の解釈
		介入なし	介入あり	差			
56	338		プラセボ	デノスマブ	0.32（0.12–0.86）	中等度の質	4（0.712）	

* 　　実線は直接比較
** 　 推定値はオッズ比．CrI は確信区間（ベイジアンアプローチによる）．
*** 　予測される絶対効果：介入群と対照群の絶対リスクの差．
**** Surface Under the Cumulative Ranking（SUCRA）と効果に対する確信区間を提示．
　　　 順位の統計値はその治療が 1 位，2 位，…，n 位になる確率である．

GRADE によるエビデンスの確実性
高い質：真の効果が効果推定値に近いことに非常に確信がある．
中等度の質：効果推定値に中等度の確信がある：真の効果は効果推定値に近い可能性が高いがかなり異なる可能性がある．
低い質：効果推定値に対する確信は限られている：真の効果は効果推定値とかなり異なるかもしれない．
非常に低い質：効果推定値にほとんど確信が持てない：真の効果はかなり異なる可能性がある．

解説脚注

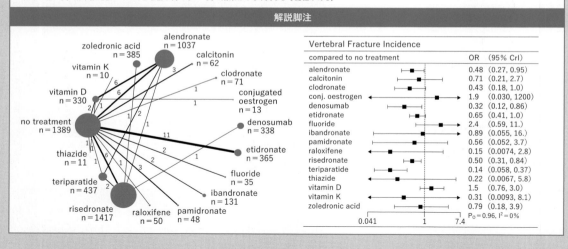

Rheumatology（Oxford），60（2）：649-657，2021.	益

患者/参加者（P）：18 歳以上の GIOP 患者　　介入（I）：骨粗鬆症治療薬による治療　　対照（参照）（C）：プラセボもしくは他の骨粗
鬆症治療薬　　ネットワークメタアナリシス Geometry plot*
アウトカム（O）：非椎体骨折の発生率　　セッティング（S）：

総研究数 参加者数		相対効果** （95%CrI）	予測される絶対効果***（95%CrI）			エビデンスの 確実性	順位**** （95%CrI）	結果の解釈
			介入なし	介入あり	差			
56	412		プラセボ	デノスマブ	1.7（0.66-4.5）	中等度の質	12（0.249）	

```
  *    実線は直接比較
 **    推定値はオッズ比，CrI は確信区間（ベイジアンアプローチによる）.
***    予測される絶対効果：介入群と対照群の絶対リスクの差.
****   Surface Under the Cumulative Ranking（SUCRA）と効果に対する確信区間を提示.
       順位の統計値はその治療が 1 位，2 位，…，n 位になる確率である.
```

GRADE によるエビデンスの確実性
高い質：真の効果が効果推定値に近いことに非常に確信がある.
中等度の質：効果推定値に中等度の確信がある：真の効果は効果推定値に近い可能性が高いがかなり異なる可能性がある.
低い質：効果推定値に対する確信は限られている：真の効果は効果推定値とかなり異なるかもしれない.
非常に低い質：効果推定値にほとんど確信が持てない：真の効果はかなり異なる可能性がある.

解説脚注

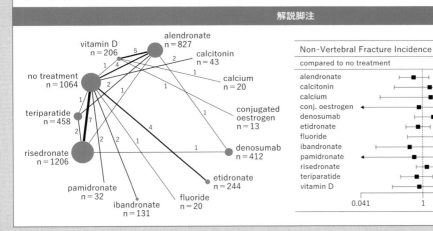

Non-Vertebral Fracture Incidence		
compared to no treatment	OR	（95% CrI）
alendronate	0.63	（0.29, 1.4）
calcitonin	1.5	（0.23, 11.）
calcium	1.5	（0.11, 18.）
conj. oestrogen	0.84	（0.012, 61.）
denosumab	1.7	（0.66, 4.5）
etidronate	0.79	（0.41, 1.5）
fluoride	1.9	（0.45, 8.1）
ibandronate	0.51	（0.087, 3.2）
pamidronate	0.64	（0.037, 9.6）
risedronate	1.2	（0.70, 2.1）
teriparatide	0.73	（0.31, 1.7）
vitamin D	0.83	（0.20, 3.5）
$P_Q=0.90, I^2=0\%$		

抗スクレロスチン抗体は
グルココルチコイド誘発性骨粗鬆症に
対して有用か？

推　奨

グルココルチコイド誘発性骨粗鬆症（GIOP）に対する抗スクレロスチン抗体の有用性を検討した報告はなく，明確な推奨ができないため，今後の研究課題とする．

⇒「将来の課題（future question）」

■ 文献抽出過程

　　PubMed および Scopus のデータベースを用いて文献検索を実施し，GIOP に対する抗スクレロスチン抗体の有用性について 2000 年以降の論文として 21 報が抽出された．そのうち，GIOP に対する抗スクレロスチン抗体の有用性に関する推奨文作成の対象文献として 19 報を一次スクリーニング対象とした．CQ に適合しない文献を除外してスクリーニングを実施し，12 論文が二次スクリーニングの対象となり，1 件の総説と 3 件の動物実験による論文を採用したが，本ガイドライン作成においてシステマティックレビューとメタアナリシスの対象と定義したランダム化比較試験（RCT）および非ランダム化比較試験（NRCT）は該当文献が存在しなかった．

■ 背　景

　　GIOP の予防・治療に対して，ビスホスホネート製剤やデノスマブなど，また近年では PTH1 受容体作動薬を用いたプラセボ対照，または薬剤間の効果を比較した RCT が実施されており，その有用性が示されている．また，これらの RCT を統合したメタアナリシスやネットワークメタアナリシスも存在する．一方で抗スクレロスチン抗体は国内外で 2019 年に臨床使用が承認されたこともあり，いまだヒトの GIOP を対象とした臨床研究は存在せず，上記 CQ に対する回答が得られていない．しかし，グルココルチコイド（GC）誘発性骨量減少のメカニズムが，短期的には破骨細胞による骨吸収の亢進，長期的には骨芽細胞による骨形成の低下であることを勘案すると，骨吸収抑制作用と骨形成促進作用を骨粗鬆症治療薬の中で唯一併せ持つ抗スクレロスチン抗体は，原発性骨粗鬆症に対する効果と同様に GIOP の予防・治療においても他の骨粗鬆症治療薬と比較し，より高い効果が期待される製剤である．またモデル動物を用いた実験では GC による骨量減少の一部はスクレロスチンの増加を介していることや[1]，GC 誘発性骨量減少モ

デルマウス，ラットにおける抗スクレロスチン抗体の骨量増加効果が示されている[2]．上記や原発性骨粗鬆症における他の骨粗鬆症治療薬と比較した際の抗スクレロスチン抗体の高い臨床効果から，抗スクレロスチン抗体は GIOP の予防・治療に対しても，他の骨粗鬆症治療薬と比較しより高い効果を示す可能性がある．したがって，ヒトにおける GIOP を対象とした，抗スクレロスチン抗体の予防・治療効果を検討する臨床研究の需要は非常に高いと考えられる．

解　説

　動物モデルを対象とした実験では，4ヵ月齢の雌マウスにおいて，プレドニゾロン（PSL）2.1 mg/kg/日 を 28 日間投与すると骨密度（全身，椎体，大腿骨）は有意に低下するが，スクレロスチンをコードする *Sost* 遺伝子のノックアウトマウスでは骨密度が保たれていることから，GC による骨量減少は少なくともその一部がスクレロスチンの増加を介しているものと考えられる[1]．また実際に，2ヵ月齢の雄マウスにおいて，メチルプレドニゾロン（mPSL）4.0 mg/kg/日 を 21 日間投与すると腰椎海綿骨の BV/TV（bone volume/total volume）はプラセボ群と比較し 27%低下したが，抗スクレロスチン抗体 25 mg/kg，週 2 回皮下注射で同時に処置した場合，腰椎海綿骨 BV/TV はプラセボ群と比較し 30%上昇した[2]．また 4ヵ月齢の雄ラットにおいても mPSL 5.0 mg/kg/日 を 63 日間投与したところ大腿骨骨密度はプラセボ群と比較し 4%低下したが，抗スクレロスチン抗体 25 mg/kg，週 2 回皮下注射で同時に処置した場合，大腿骨骨密度はプラセボ群と比較し 17%増加した[3]．

　上記のように，GIOP の発症機序からは抗スクレロスチン抗体の強い予防・治療効果が予想されており，それを裏付けるモデル動物での研究結果が示されている．したがって，「抗スクレロスチン抗体はグルココルチコイド誘発性骨粗鬆症の予防・治療に対して有用か？」に対する解答を得るための，ヒトでの GIOP を対象とした，抗スクレロスチン抗体の骨折予防効果，骨密度増加効果の検討を，今後の研究課題とした．

科学的根拠のまとめ

　ヒトでの GIOP の予防・治療に対して，抗スクレロスチン抗体を用いて検討された臨床研究は，今回の『グルココルチコイド誘発性骨粗鬆症の管理と治療ガイドライン』の改訂作業に際して行われた文献検索で認められなかった．また，「ヒトでの GIOP の予防・治療に抗スクレロスチン抗体が有用というヒトを対象としたエビデンスは存在しない」との記載が 2019 年の総説において認められた[4]．したがって評価の対象となるヒトでの臨床研究が存在しないことから，システマティックレビュー委員 2 名での協議の結果，「抗スクレロスチン抗体はグルココルチコイド誘発性骨粗鬆症の予防・治療に対して有用か？」と

いう CQ12 に対しては「明確な推奨ができない」との結論に至った．これを受けて改訂委員においても「明確な推奨ができない」と決議された．

文　献

1) Sato AY, Cregor M, Delgado-Calle J, et al.：Protection From Glucocorticoid-Induced Osteoporosis by Anti-Catabolic Signaling in the Absence of Sost/ Sclerostin. J Bone Miner Res, 31：1791-1802, 2016.
2) Yao W, Dai W, Jiang L, et al.：Sclerostin-antibody treatment of glucocorticoid-induced osteoporosis maintained bone mass and strength. Osteoporos Int, 27：283-294, 2016.
3) Achiou Z, Toumi H, Touvier J, et al.：Sclerostin antibody and interval treadmill training effects in a rodent model of glucocorticoid-induced osteopenia. Bone, 81：691-701, 2015.
4) Taylor AD, Saag KG：Anabolics in the management of glucocorticoid-induced osteoporosis：an evidence-based review of long- term safety, efficacy and place in therapy. Core Evid, 14：41-50, 2019.

PubMed	CENTRAL	医中誌	Embase	PsycINFO®	CINAHL	Others ( )
245			224			

```
┌─────────────────────────────────┐   ┌─────────────────────────────────┐
│ Total records identified through│   │ Additional records identified    │
│ database searching (n = 21)     │   │ through other sources (n =  )    │
└─────────────────────────────────┘   └─────────────────────────────────┘

┌─────────────────────────────────┐   ┌─────────────────────────────────┐
│ Records screened  (1st Screening)│──▶│ Records excluded                │
│ (n = 19)                         │   │ (n = 2)                         │
└─────────────────────────────────┘   └─────────────────────────────────┘

┌─────────────────────────────────┐   ┌─────────────────────────────────┐
│ Full-text articles assessed for  │──▶│ Full-text articles excluded,    │
│ eligibility (2nd Screening)(n=12)│   │ with reasons (n = 7)            │
└─────────────────────────────────┘   └─────────────────────────────────┘

┌─────────────────────────────────┐
│ Studies included in qualitative  │
│ synthesis (n = 0)                │
└─────────────────────────────────┘

┌─────────────────────────────────┐
│ Studies included in quantitative │
│ synthesis (meta-analysis)(n = 0) │
└─────────────────────────────────┘
```

SR-3 二次スクリーニング後の一覧表

文献	研究デザイン	P	I	C	O	コメント
Taylor AD, et al.：Core Evid, 14：41-50, 2019.	Review					Like abaloparatide, sclerostin antibodies have not been studied in patients on chronic steroids と記載あるために トでのエビデンスはないということの裏付けに使用できる
Yao W, et al.：Osteoporos Int, 27：283-294, 2016.	動物実験					マウスでの抗スクレロスチン抗体の GIOP 保護効果を証明している
Achiou Z, et al.：Bone, 81：691-701, 2015.	動物実験					ラットでの抗スクレロスチン抗体の GIOP 保護効果を証明している
Sato AY, et al.：J Bone Miner Res, 31：1791-1802, 2016.	動物実験					マウスでの抗スクレロスチン抗体の GIOP 保護効果を証明している

活性型ビタミン D, ビスホスホネート製剤, SERM, 遺伝子組換えテリパラチド, 抗 RANKL 抗体, 抗スクレロスチン抗体の間で有用性に相違は認められるか？

推 奨

遺伝子組換えテリパラチドと抗 RANKL 抗体は, 椎体骨折予防効果においてはビスホスホネート製剤よりも効果が高く, 使用を推奨する. 遺伝子組換えテリパラチドは, 骨折リスクの高い症例に推奨する.　　□ エビデンスレベル：B　□ 推奨度：1　□ 同意度：8.0

■ 文献抽出過程

　　PubMed および Scopus のデータベースを用いて文献検索を実施し, グルココルチコイド誘発性骨粗鬆症 (GIOP) に対する活性型ビタミン D, 選択的エストロゲン受容体モジュレーター (SERM), ビスホスホネート製剤, 副甲状腺ホルモン 1 (PTH1) 受容体作動薬, 抗 RANKL 抗体, 抗スクレロスチン抗体治療の有用性について 2000 年以降の論文として 302 報が抽出され, 一次スクリーニング対象とした. CQ に適合しない文献を除外してスクリーニングを実施し, 57 論文が二次スクリーニングの対象となり, 4 件のメタアナリシスを推奨文作成の対象文献として採用した.

■ 背 景

　　『グルココルチコイド誘発性骨粗鬆症の管理と治療ガイドライン』の前改訂版 (『ステロイド性骨粗鬆症の管理と治療ガイドライン：2014 年改訂版』) 出版時においては, 骨折に対する一次予防効果などを各製剤間で比較するランダム化比較試験 (RCT) が少なく, 製剤間の有用性の相違については議論されていなかった. 以降, 抗 RANKL 抗体, PTH1 受容体作動薬など新たに GIOP における骨折一次予防効果が示された製剤を含めた, 製剤間の有用性を比較する RCT が増え, さらにはそれらの RCT の結果を統合したネットワークメタアナリシスも発表されるに至った. したがって, 今回の改訂版ではこれらのネットワークメタアナリシスの結果を基に各製剤間での GIOP の予防と治療における有用性の相違について検討した.

解 説

　　GIOP の予防と治療に対しての骨粗鬆症治療薬の効果を比較した 4 つのネットワークメタアナリシスが存在する. それぞれ 27 試験 3,286 人[1], 19 試験 4,328 人[2], 51 試

験 6,803 人[3]，56 試験 6,479 人[4]を解析対象としている．いずれの検討においてもフォレストプロットでは椎体骨折に対する遺伝子組換えテリパラチド（20 µg/日）のリスク低減効果が最も大きいことが示された（リスク比 ［RR］：0.06-0.14）[1-4]．また 2 つのネットワークメタアナリシスにおいて，椎体骨折に対してはデノスマブ（60 mg/6 ヵ月）が遺伝子組換えテリパラチドに次いでリスク低減効果が高いと評価された（RR：0.21-0.32）[2,4]．一方で非椎体骨折を対象とした検討では症例数不足などの影響により有意なリスク低減効果を認める製剤を認めなかった．

　SUCRA による評価では，GIOP における椎体骨折予防には遺伝子組換えテリパラチドの有効性評価が最も高く，非椎体骨折予防にはイバンドロネートの有効性評価が最も高いとの報告があった[4]．

　したがって，ネットワークメタアナリシスによる GIOP を対象とした薬剤間の有用性の比較では，椎体骨折予防効果において従来使用されているビスホスホネート製剤などに対して，遺伝子組換えテリパラチド（20 µg/日）と，デノスマブ（60 mg/6 ヵ月）がより効果が高いことが明らかとなった．

科学的根拠のまとめ

　4 つのネットワークメタアナリシスに基づいているため，アウトカム全般に関する全体的なエビデンスは強いと考えられる．一方で骨折予防に関しての各薬剤の効果を比較したネットワークメタアナリシスであるため，有害事象/耐用性の比較はあまりなされていない．

文　献

1) Amiche MA, Albaum JM, Tadrous M, et al.：Efficacy of osteoporosis pharmacotherapies in preventing fracture among oral glucocorticoid users：a network meta-analysis. Osteoporos Int, 27：1989-1998, 2016.
2) Ding L, Hu J, Wang D, et al.：Efficacy and Safety of First- and Second-Line Drugs to Prevent Glucocorticoid-Induced Fractures. J Clin Endocrinol Metab, 105：dgz023, 2020.
3) Liu Z, Zhang M, Shen Z, et al.：Efficacy and safety of 18 anti-osteoporotic drugs in the treatment of patients with osteoporosis caused by glucocorticoid：A network meta-analysis of randomized controlled trials. PLoS One, 15：e0243851, 2020.
4) Deng J, Silver Z, Huang E, et al.：Pharmacological prevention of fractures in patients undergoing glucocorticoid therapies：a systematic review and network meta-analysis. Rheumatology (Oxford), 60：649-657, 2021.

文献検索フローチャート

PubMed	CENTRAL	医中誌	Embase	PsycINFO®	CINAHL	Others（　　　）
661			657			

Total records identified through
database searching (n = 302)

Additional records identified through
other sources (n =   )

Records screened　(1st Screening)
(n = 302)

Records excluded
(n = 0)

Full-text articles assessed for eligibility
(2nd Screening) (n = 57)

Full-text articles excluded,
with reasons
(n = 245)

Studies included in qualitative synthesis
(n = 57)

Studies included in quantitative synthesis
(meta-analysis) (n = 4)

SR-3 二次スクリーニング後の一覧表

文献	研究デザイン	P	I	C	O	コメント
Deng J, et al.:Rheumatology (Oxford), 60: 649-657, 2021.	ネットワークメタアナリシス	56試験 6,479人のGC服用中の成人患者（18歳以上）（ベースラインでGC加療/GC加療開始予定/1年以内に最低3ヵ月以上GC加療）	アレンドロネート、遺伝子組換えテリパラチド、デノスマブ、リセドロネート、エチドロネート、イバンドロネート、アルファカルシドール	プラセボおよび各薬剤	（ネットワークメタアナリシス）56件のRCT（6,479人）を対象とした。椎体骨折に対するオッズ比の低下は、遺伝子組換えテリパラチド0.14、デノスマブ0.32、アレンドロネート0.48、リセドロネート0.50で認められ、SUCRAでは遺伝子組換えテリパラチド88.4%、ラロキシフェン75.4%、サイアザイド75.0%、デノスマブ71.2%の順であった。非椎体骨折に関してはオッズ比は有意差がつかず、SUCRAではイバンドロネート71.5%、アレンドロネート71.1%、遺伝子組換えテリパラチド64.7%、エチドロネート61.9%、パミドロネート61.5%、なんらかのビタミンD製剤55.7%の順であった。また感度解析においては非椎体骨折においてアルファカルシドールが抑制効果（オッズ比0.79）を示した	
Liu Z, et al.:PLoS One, 15: e0243851, 2020.	ネットワークメタアナリシス	51試験 6,803人 18歳以上 PSL換算で5 mg/日以上をすでに3ヵ月以上	アレンドロネート、アルファカルシドール、カルシトニン、遺伝子組換えテリパラチド、デノスマブ、パミドロネート、ゾレドロネート、エチドロネート、クロドロネート、ラロキシフェン、塩化フッ素、モノフルオロホスフェート、ミノドロネート、イバンドロネート、天然型ビタミンD3	プラセボおよび各薬剤	椎体骨折 SUCRA（RR:0.06） 遺伝子組換えテリパラチド95.9% パミドロネート84.3% ラロキシフェン78.7% 非椎体骨折 SUCRA イバンドロネート75.2% アレンドロネート70.2% エチドロネート67.2% 椎体骨密度 SUCRA ラロキシフェン98.5%（SMD:12.56） パミドロネート86.2%（SMD:6.84） デノスマブ78.9% 総大腿骨骨密度 SUCRA デノスマブ99.7%（SMD:12.63） パミドロネート87.9%（SMD:5.14） ラロキシフェン68.5%	

SR-3 つづき

文献	研究デザイン	P	I	C	O	コメント
Ding L, et al.: J Clin Endocrinol Metab, 105:dgz023, 2020.	ネットワークメタアナリシス	22論文19試験 4,328人の長期的にGCを投与されている患者	デノスマブ（60 mg/6ヵ月）遺伝子組換えテリパラチド（20 μg/日）アレンドロネート（5 or 10 mg/日、35 or 70 mg/週）リセドロネート（5 mg/日、35 mg/週）イバンドロネート（150 mg/月、経口、2 mg/3ヵ月、静注）ゾレドロネート（5 mg/年）	プラセボおよび各薬剤	主要評価項目：遺伝子組換えテリパラチド：椎体骨折、RR：0.11, 95%CI：0.03-0.47 デノスマブ：椎体骨折、RR：0.21, 95%CI：0.09-0.49 リセドロネート：椎体骨折、RR：0.33, 95%CI：0.19-0.58 遺伝子組換えテリパラチド vs アレンドロネート：椎体骨折、RR：0.25, 95%CI：0.08-0.82 サブグループ解析：アレンドロネート、RR：0.33, 95%CI：0.12-0.93 イバンドロネート：GC 7.5 mg/日 以上、椎体骨折、RR：0.25, 95%CI：0.06-0.99 イバンドロネート：GC治療3ヵ月未満の椎体骨折（一次予防）、RR：0.25, 95%CI：0.06-0.99	
Amiche MA, et al.: Osteoporos Int, 27：1989-1998, 2016.	ネットワークメタアナリシス	27試験 3,286人の経口GC使用者（経口GCを研究期間中継続、最低6ヵ月のフォロー一期間）	カルシウム、カルシウム＋天然型ビタミンD2/D3、アレンドロネート、エチドロネート、イバンドロネート、リセドロネート、ゾレドロン酸、カルシトニン、デノスマブ、ラロキシフェン、遺伝子組換えテリパラチド	プラセボおよび各薬剤（プラセボはカルシウム、天然型ビタミンD2/D3または両方を使用）	（ネットワークメタアナリシス）27件のRCT（3,286人）を対象とした。椎体骨折リスクのオッズ比では遺伝子組換えテリパラチド0.07、リセドロネート0.30、エチドロネート0.41で低下を認め、SUCRAでは遺伝子組換えテリパラチド77%、リセドロネート77%、ゾレドロン酸76%の順であった。非椎体骨折リスクは10試験70例で報告があったが有意差はつかなかった。SUCRAでは大腿骨頸部骨折低下目で遺伝子組換えテリパラチド69%、リセドロネート64%の順であった	メタ回帰解析においてGC投与中、投与前のサブグループ解析での差はなかった

Rheumatology（Oxford），60（2）：649-657, 2021.	益

患者/参加者（P）：18歳以上の GIOP 患者　　介入（I）：骨粗鬆症治療薬による治療　　対照（参照）（C）：プラセボもしくは他の骨粗鬆症治療薬　　ネットワークメタアナリシス Geometry plot*

アウトカム（O）：椎体骨折の発生率　　セッティング（S）：

総研究数 参加者数		相対効果** （95%CrI）	予測される絶対効果***（95%CrI）			エビデンスの 確実性	順位**** （95%CrI）	結果の解釈
			介入なし	介入あり	差			
56	1,037		プラセボ	アレンドロネート	0.48（0.27-0.95）	高い質	7（0.564）	
	62		プラセボ	カルシトニン	0.71（0.21-2.7）	高い質	11（0.429）	
	71		プラセボ	クロドロネート	0.43（0.18-1.0）	高い質	6（0.614）	
	13		プラセボ	結合型エストロゲン	1.9（0.030-1200）	中等度の質	14（0.302）	
	338		プラセボ	デノスマブ	0.32（0.12-0.86）	中等度の質	4（0.712）	
	365		プラセボ	エチドロネート	0.65（0.41-1.0）	高い質	10（0.452）	
	131		プラセボ	イバンドロネート	0.89（0.055-16）	高い質	13（0.352）	
	48		プラセボ	パミドロネート	0.56（0.052-3.7）	高い質	9（0.536）	
	50		プラセボ	ラロキシフェン	0.15（0.0074-2.8）	高い質	2（0.754）	
	1,417		プラセボ	リセドロネート	0.50（0.31-0.84）	高い質	8（0.554）	
	437		プラセボ	遺伝子組換えテリパラチド	0.14（0.058-0.37）	高い質	1（0.884）	
	11		プラセボ	チアジド	0.22（0.0067-5.8）	高い質	3（0.750）	
	1,389		プラセボ	無治療			15（0.273）	
	330		プラセボ	天然型ビタミン D2/D3	1.5（0.76-3.0）	高い質	16（0.180）	
	10		プラセボ	ビタミン K	0.31（0.0093-8.1）	高い質	5（0.625）	
	385		プラセボ	ゾレドロン酸	0.79（0.18-3.9）	中等度の質	12（0.407）	

- * 実線は直接比較.
- ** 推定値はオッズ比. CrI は確信区間（ベイジアンアプローチによる）.
- *** 予測される絶対効果：介入群と対照群の絶対リスクの差.
- **** Surface Under the Cumulative Ranking（SUCRA）と効果に対する確信区間を提示.
  順位の統計値はその治療が 1 位, 2 位, ..., n 位になる確率である.

GRADE によるエビデンスの確実性
高い質：真の効果が効果推定値に近いことに非常に確信がある.
中等度の質：効果推定値に中等度の確信がある：真の効果は効果推定値に近い可能性が高いがかなり異なる可能性がある.
低い質：効果推定値に対する確信は限られている：真の効果は効果推定値とかなり異なるかもしれない.
非常に低い質：効果推定値にほとんど確信が持てない：真の効果はかなり異なる可能性がある.

解説脚注

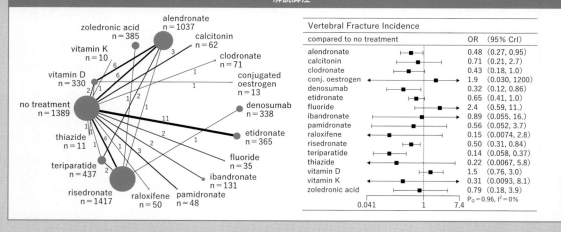

Rheumatology（Oxford），60（2）：649-657，2021.	益

患者/参加者（P）：18 歳以上の GIOP 患者　　介入（I）：骨粗鬆症治療薬による治療　　対照（参照）（C）：プラセボもしくは他の骨粗鬆症治療薬　　ネットワークメタアナリシス Geometry plot*

アウトカム（O）：非椎体骨折の発生率　　セッティング（S）：

総研究数 参加者数		相対効果** （95%CrI）	予測される絶対効果***（95%CrI）			エビデンスの 確実性	順位**** （95%CrI）	結果の解釈
			介入なし	介入あり	差			
56	827		プラセボ	アレンドロネート	0.63（0.29-1.4）	高い質	2（0.711）	
	43		プラセボ	カルシトニン	1.5（0.23-11）	高い質	9（0.387）	
	20		プラセボ	カルシウム	1.5（0.11-18）	中等度の質	11（0.368）	
	13		プラセボ	結合型エストロゲン	0.84（0.012-61）	中等度の質	7（0.521）	
	412		プラセボ	デノスマブ	1.7（0.66-4.5）	中等度の質	12（0.249）	
	244		プラセボ	エチドロネート	0.79（0.41-1.5）	高い質	4（0.619）	
	20		プラセボ	フッ化物	1.9（0.45-8.1）	高い質	13（0.248）	
	131		プラセボ	イバンドロネート	0.51（0.087-3.2）	高い質	1（0.715）	
	32		プラセボ	パミドロネート	0.64（0.037-9.6）	高い質	5（0.615）	
	1,206		プラセボ	リセドロネート	1.2（0.70-2.1）	高い質	10（0.378）	
	458		プラセボ	遺伝子組換えテリパラチド	0.73（0.31-1.7）	高い質	3（0.647）	
	1,064		プラセボ	無治療			8（0.487）	
	206		プラセボ	天然型ビタミン D2/D3	0.83（0.20-3.5）	高い質	6（0.557）	

　　* 　　　実線は直接比較
　　** 　　推定値はオッズ比，CrI は確信区間（ベイジアンアプローチによる）．
　　*** 　 予測される絶対効果：介入群と対照群の絶対リスクの差．
　　**** 　Surface Under the Cumulative Ranking（SUCRA）と効果に対する確信区間を提示．
　　　　　順位の統計値はその治療が 1 位，2 位，…，n 位になる確率である．

GRADE によるエビデンスの確実性
高い質：真の効果が効果推定値に近いことに非常に確信がある．
中等度の質：効果推定値に中等度の確信がある：真の効果は効果推定値に近い可能性が高いがかなり異なる可能性がある．
低い質：効果推定値に対する確信は限られている：真の効果は効果推定値とかなり異なるかもしれない．
非常に低い質：効果推定値にほとんど確信が持てない：真の効果はかなり異なる可能性がある．

解説脚注

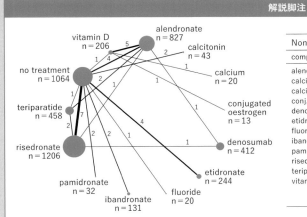

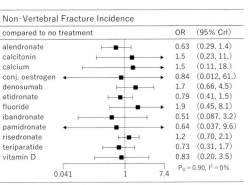

PLoS One, 15：e0243851, 2020.	益

患者/参加者（P）：18 歳以上の GIOP 患者　　介入（I）：骨粗鬆症治療薬による治療　　対照（参照）（C）：プラセボもしくは他の骨粗
鬆症治療薬　　ネットワークメタアナリシス Geometry plot*
アウトカム（O）：椎体骨折の発生率　　セッティング（S）：

総研究数 参加者数		相対効果** （95%CrI）	予測される絶対効果***（95%CrI）			エビデンスの 確実性	順位**** （95%CrI）	結果の解釈
			介入なし	介入あり	差			
24	4,796		プラセボ	アレンドロネート		高い質	7	
			プラセボ	カルシトニン		中等度の質	6	
			プラセボ	クロドロネート		高い質	8	
			プラセボ	結合型エストロゲン				
			プラセボ	デノスマブ		中等度の質	9	
			プラセボ	エチドロネート	RR：0.29（95%CI：0.16-0.51）	高い質	4	
			プラセボ	イバンドロネート				
			プラセボ	パミドロネート		高い質	2（SUCRA 84.3%）	
			プラセボ	ラロキシフェン		高い質	3（SUCRA 78.7%）	
			プラセボ	リセドロネート		高い質	10	
			プラセボ	遺伝子組換え テリパラチド	RR：0.06（95%CI：0.01-0.27）	中等度の質	1（SUCRA 95.9%）	
			プラセボ	チアジド				
			プラセボ	無治療			14	
			プラセボ	天然型ビタミン D3		中等度の質	5	
			プラセボ	ビタミン K				
			プラセボ	ゾレドロン酸		中等度の質	13	
			プラセボ	エルデカルシトール		中等度の質	11	
			プラセボ	フッ化ナトリウム		高い質	12	
			プラセボ	アルファカルシドール		中等度の質	15	
			プラセボ	モノフルオロリン酸		高い質	16	
			プラセボ	ミノドロネート		中等度の質	17（SUCRA 8.0%）	

  * 実線は直接比較
  ** 推定値はオッズ比，CrI は確信区間（ベイジアンアプローチによる）．
  *** 予測される絶対効果：介入群と対照群の絶対リスクの差．
  **** Surface Under the Cumulative Ranking（SUCRA）と効果に対する確信区間を提示．
     順位の統計値はその治療が 1 位，2 位，…，n 位になる確率である．

GRADE によるエビデンスの確実性
高い質：真の効果が効果推定値に近いことに非常に確信がある．
中等度の質：効果推定値に中等度の確信がある：真の効果は効果推定値に近い可能性が高いがかなり異なる可能性がある．
低い質：効果推定値に対する確信は限られている：真の効果は効果推定値とかなり異なるかもしれない．
非常に低い質：効果推定値にほとんど確信が持てない：真の効果はかなり異なる可能性がある．

解説脚注

total 4,796 人　24 研究

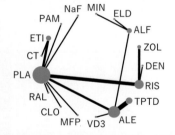

RAL＝raloxifene, PAM＝pamidronate, DEN＝denosumab, CLO＝clodronate,
MFP＝monofluorophosphate, NaF＝sodium fluoride, TPTD＝teriparatide,
CT＝calcitonin, MIN＝minodronate, ALE＝alendronate, ELD＝eldecalcitol,
ALF＝alfacalcidol, ZOL＝zoledronic acid, ETI＝etidronate, RIS＝risedronate,
PLA＝placebo, VD3＝VitaminD₃

PLoS One, 15：e0243851, 2020.						益

患者/参加者（P）：18 歳以上の GIOP 患者　　　介入（I）：骨粗鬆症治療薬による治療　　　対照（参照）（C）：プラセボもしくは他の骨粗鬆症治療薬　　　ネットワークメタアナリシス Geometry plot*

アウトカム（O）：非椎体骨折の発生率　　　セッティング（S）：

総研究数 参加者数		相対効果** （95%Crl）	予測される絶対効果***（95%Crl）			エビデンスの 確実性	順位**** （95%Crl）	結果の解釈
			介入なし	介入あり	差			
13	3,455		プラセボ	アレンドロネート		高い質	2（SUCRA 70.2%）	
			プラセボ	カルシトニン				
			プラセボ	クロドロネート				
			プラセボ	結合型エストロゲン				
			プラセボ	デノスマブ		中等度の質	10（SUCRA 19.6%）	
			プラセボ	エチドロネート	RR:0.29（95%CI:0.16–0.51）	高い質	3（SUCRA 67.2%）	
			プラセボ	イバンドロネート		高い質	1（SUCRA 75.2%）	
			プラセボ	パミドロネート				
			プラセボ	ラロキシフェン				
			プラセボ	リセドロネート		高い質	9	
			プラセボ	遺伝子組換え テリパラチド	RR:0.06（95%CI:0.01–0.27）	中等度の質	5	
			プラセボ	チアジド				
			プラセボ	無治療			7	
			プラセボ	天然型ビタミン D3		中等度の質	8	
			プラセボ	ビタミン K				
			プラセボ	ゾレドロン酸				
			プラセボ	エルデカルシトール		中等度の質	6	
			プラセボ	フッ化ナトリウム				
			プラセボ	アルファカルシドール		中等度の質	4	
			プラセボ	モノフルオロリン酸				
			プラセボ	ミノドロネート				

　　　*　　実線は直接比較
　　　**　推定値はオッズ比．Crl は確信区間（ベイジアンアプローチによる）．
　　***　予測される絶対効果：介入群と対照群の絶対リスクの差．
　****　Surface Under the Cumulative Ranking（SUCRA）と効果に対する確信区間を提示．
　　　　順位の統計値はその治療が 1 位，2 位，…，n 位になる確率である．

GRADE によるエビデンスの確実性
高い質：真の効果が効果推定値に近いことに非常に確信がある．
中等度の質：効果推定値に中等度の確信がある：真の効果は効果推定値に近い可能性が高いがかなり異なる可能性がある．
低い質：効果推定値に対する確信は限られている：真の効果は効果推定値とかなり異なるかもしれない．
非常に低い質：効果推定値にほとんど確信が持てない：真の効果はかなり異なる可能性がある．

解説脚注

解説脚注：total 3,455 人　　13 研究

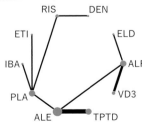

DEN＝denosumab, TPTD＝teriparatide, ALE＝alendronate, ELD＝eldecalcitol, IBA＝ibandronate, ALF＝alfacalcidol, ETI＝etidronate, RIS＝risedronate, PLA＝placebo, VD3＝VitaminD3

J Clin Endocrinol Metab, 105：dgz023, 2020.

患者/参加者（P）：GC 治療を受けている人　　介入（I）：デノスマブ（60 mg/6ヵ月），遺伝子組換えテリパラチド（20 μg/日），アレンドロネート（5 or 10 mg/日，35 or 70 mg/週），リセドロネート（5 mg/日，35 mg/週），イバンドロネート（150 mg/月，経口，2 mg/3ヵ月，静注），ゾレドロネート（5 mg/年）　　対照（参照）（C）：プラセボおよび各薬剤　　　ネットワークメタアナリシス Geometry plot*
アウトカム（O）：椎体骨折　　セッティング（S）：

総研究数 参加者数		相対効果** （95%Crl）	予測される絶対効果***（95%Crl）			エビデンスの 確実性	順位**** （95%Crl）	結果の解釈
			介入なし	介入あり	差			
19	4,328		ゾレドロネート	遺伝子組換え テリパラチド	0.20（0.03–1.60）	高い質		
19	4,328		ゾレドロネート	リセドロネート	0.60（0.14–2.49）	高い質		
19	4,328		遺伝子組換え テリパラチド	リセドロネート	2.98（0.66–13.45）	高い質		
19	4,328		ゾレドロネート	プラセボ	1.79（0.39–8.26）	高い質	6	
19	4,328		遺伝子組換え テリパラチド	プラセボ	8.91（2.13–37.32）*	高い質	1	
19	4,328		リセドロネート	プラセボ	2.99（1.72–5.20）*	高い質	3	3ヵ月未満の一次予防では有意差なし
19	4,328		ゾレドロネート	イバンドロネート	0.59（0.08–4.18）	高い質		
19	4,328		遺伝子組換え テリパラチド	イバンドロネート	2.93（0.45–19.29）	高い質		
19	4,328		リセドロネート	イバンドロネート	0.98（0.26–3.77）	高い質		
19	4,328		プラセボ	イバンドロネート	0.33（0.10–1.12）	高い質	4	7.5 mg/日 以上では有意，3ヵ月未満の一次予防では有意，静注では有意
19	4,328		ゾレドロネート	デノスマブ	0.38（0.08–1.82）	高い質		
19	4,328		遺伝子組換え テリパラチド	デノスマブ	1.90（0.37–9.76）	高い質		
19	4,328		リセドロネート	デノスマブ	0.64（0.34–1.20）	高い質		
19	4,328		プラセボ	デノスマブ	0.21（0.09–0.49）*	高い質	2	
19	4,328		イバンドロネート	デノスマブ	0.65（0.15–2.86）	高い質		
19	4,328		ゾレドロネート	アレンドロネート	0.80（0.14–4.63）	高い質		
19	4,328		遺伝子組換え テリパラチド	アレンドロネート	3.96（1.21–12.92）*	高い質		
19	4,328		リセドロネート	アレンドロネート	1.33（0.47–3.74）	高い質		
19	4,328		プラセボ	アレンドロネート	0.44（0.18–1.08）	高い質	5	7.5 mg/日 以上では有意
19	4,328		イバンドロネート	アレンドロネート	1.35（0.30–6.14）	高い質		
19	4,328		デノスマブ	アレンドロネート	2.08（0.62–6.97）	高い質		

- *　実線は直接比較
- **　推定値はオッズ比．Crl は確信区間（ベイジアンアプローチによる）．
- ***　予測される絶対効果：介入群と対照群の絶対リスクの差．
- ****　Surface Under the Cumulative Ranking（SUCRA）と効果に対する確信区間を提示．
  　順位の統計値はその治療が 1 位，2 位，…，n 位になる確率である．

GRADE によるエビデンスの確実性
高い質：真の効果が効果推定値に近いことに非常に確信がある．
中等度の質：効果推定値に中等度の確信がある：真の効果は効果推定値に近い可能性が高いがかなり異なる可能性がある．
低い質：効果推定値に対する確信は限られている：真の効果は効果推定値とかなり異なるかもしれない．
非常に低い質：効果推定値にほとんど確信が持てない：真の効果はかなり異なる可能性がある．

解説脚注

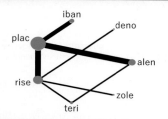

alen：alendronate，deno：denosumab，iban：ibandronate，
plac：placebo，rise：risedronate，teri：teriparatide，
zole：zoledronate

J Clin Endocrinol Metab, 105：dgz023, 2020.

患者/参加者（P）：GC治療を受けている人　　介入（I）：デノスマブ（60 mg/6ヵ月），遺伝子組換えテリパラチド（20 μg/日），アレンドロネート（5 or 10 mg/日，35 or 70 mg/週），リセドロネート（5 mg/日，35 mg/週），イバンドロネート（150 mg/月，経口，2 mg/3ヵ月，静注）　　対照（参照）（C）：プラセボ　　ネットワークメタアナリシス Geometry plot*
アウトカム（O）：非椎体骨折　　セッティング（S）：

総研究数 参加者数		相対効果** （95%CrI）	予測される絶対効果***（95%CrI）			エビデンスの 確実性	順位**** （95%CrI）	結果の解釈
			介入なし	介入あり	差			
19	4,328		リセドロネート	遺伝子組換え テリパラチド	0.48（0.15–1.52）	高い質		
19	4,328		プラセボ	遺伝子組換え テリパラチド	0.50（0.19–1.31）	高い質	2	
19	4,328		イバンドロネート	遺伝子組換え テリパラチド	1.15（0.13–10.07）	高い質		
19	4,328		デノスマブ	遺伝子組換え テリパラチド	0.34（0.09–1.29）	高い質		
19	4,328		アレンドロネート	遺伝子組換え テリパラチド	0.97（0.50–1.89）	高い質		
19	4,328		プラセボ	リセドロネート	1.04（0.51–2.12）	高い質	4	
19	4,328		イバンドロネート	リセドロネート	2.40（0.30–18.99）	高い質		
19	4,328		デノスマブ	リセドロネート	0.72（0.37–1.37）	高い質		
19	4,328		アレンドロネート	リセドロネート	2.03（0.75–5.54）	高い質		
19	4,328		イバンドロネート	プラセボ	2.31（0.33–16.11）	高い質	3	
19	4,328		デノスマブ	プラセボ	0.69（0.26–1.81）	高い質	5	
19	4,328		アレンドロネート	プラセボ	1.96（0.93–4.14）	高い質	1	
19	4,328		デノスマブ	イバンドロネート	0.30（0.03–2.61）	高い質		
19	4,328		アレンドロネート	イバンドロネート	0.85（0.11–6.80）	高い質		
19	4,328		アレンドロネート	デノスマブ	2.84（0.86–9.36）	高い質		

　*　実線は直接比較
　**　推定値はオッズ比．CrI は確信区間（ベイジアンアプローチによる）．
　***　予測される絶対効果：介入群と対照群の絶対リスクの差．
　****　Surface Under the Cumulative Ranking（SUCRA）と効果に対する確信区間を提示．
　　　　順位の統計値はその治療が1位，2位，…，n位になる確率である．

GRADE によるエビデンスの確実性
高い質：真の効果が効果推定値に近いことに非常に確信がある．
中等度の質：効果推定値に中等度の確信がある：真の効果は効果推定値に近い可能性が高いがかなり異なる可能性がある．
低い質：効果推定値に対する確信は限られている：真の効果は効果推定値とかなり異なるかもしれない．
非常に低い質：効果推定値にほとんど確信が持てない：真の効果はかなり異なる可能性がある．

解説脚注

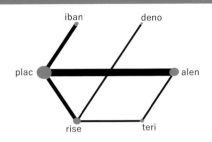

alen：alendronate, deno：denosumab, iban：ibandronate,
plac：placebo, rise：risedronate, teri：teriparatide

Osteoporos Int, 27（6）：1989-1998, 2016.	益

患者/参加者（P）：GIOP 患者　　介入（I）：骨粗鬆症治療薬による治療　　対照（参照）（C）：プラセボもしくは他の骨粗鬆症治療薬
ネットワークメタアナリシス Geometry plot*
アウトカム（O）：椎体骨折の発生率　　セッティング（S）：

総研究数 参加者数	相対効果** （95%CrI）	予測される絶対効果*** （95%CrI）			エビデンスの 確実性	順位**** （95%CrI）	結果の解釈
		介入なし	介入あり	差			
27		プラセボ	アレンドロネート	0.99（0.46-2.07）	高い質	6（4-9）34%	
		プラセボ	カルシトニン	0.74（0.18-2.61）	高い質	5（2-9）55%	
		プラセボ	エチドロネート	0.41（0.17-0.90）	高い質	4（2-6）74%	
		プラセボ	リセドロネート	0.30（0.14-0.61）	高い質	3（1-5）76%	
		プラセボ	遺伝子組換え テリパラチド	0.07（0.00-0.48）	中等度の質	1（1-3）77%	
		プラセボ	ゾレドロン酸	0.32（0.07-1.50）	中等度の質	3（1-8）76%	

　　*　　実線は直接比較
　　**　　推定値はオッズ比. CrI は確信区間（ベイジアンアプローチによる）.
　　***　予測される絶対効果：介入群と対照群の絶対リスクの差.
　　****　Surface Under the Cumulative Ranking（SUCRA）と効果に対する確信区間を提示.
　　　　　順位の統計値はその治療が 1 位, 2 位, …, n 位になる確率である.

GRADE によるエビデンスの確実性
高い質：真の効果が効果推定値に近いことに非常に確信がある.
中等度の質：効果推定値に中等度の確信がある：真の効果は効果推定値に近い可能性が高いがかなり異なる可能性がある.
低い質：効果推定値に対する確信は限られている：真の効果は効果推定値とかなり異なるかもしれない.
非常に低い質：効果推定値にほとんど確信が持てない：真の効果はかなり異なる可能性がある.

解説脚注

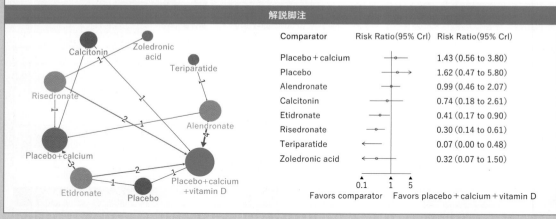

Osteoporos Int, 27（6）：1989-1998, 2016.	益

患者/参加者（P）：GIOP 患者　　　介入（I）：骨粗鬆症治療薬による治療　　　対照（参照）（C）：プラセボもしくは他の骨粗鬆症治療薬
ネットワークメタアナリシス Geometry plot*
アウトカム（O）：非椎体骨折の発生率　　　セッティング（S）：

総研究数 参加者数	相対効果** （95%CrI）	予測される絶対効果***（95%CrI）			エビデンスの 確実性	順位**** （95%CrI）	結果の解釈
		介入なし	介入あり	差			
27		プラセボ	アレンドロネート	0.40（0.08-1.50）	高い質	4（1-7）41%	
		プラセボ	カルシトニン	0.34（0.01-5.28）	高い質	3（1-8）43%	
		プラセボ	エチドロネート	0.31（0.07-1.27）	高い質	3（1-6）47%	
		プラセボ	リセドロネート	0.18（0.01-1.38）	高い質	5（1-8）64%	
		プラセボ	遺伝子組換え テリパラチド	0.61（0.17-2.08）	高い質	5（1-8）69%	
		プラセボ	ゾレドロン酸	0.52（0.08-2.70）	中等度の質		

　*　　　実線は直接比較
　**　　　推定値はオッズ比. CrI は確信区間（ベイジアンアプローチによる）.
　***　　予測される絶対効果：介入群と対照群の絶対リスクの差.
　****　Surface Under the Cumulative Ranking（SUCRA）と効果に対する確信区間を提示.
　　　　順位の統計値はその治療が 1 位, 2 位, …, n 位になる確率である.

GRADE によるエビデンスの確実性
高い質：真の効果が効果推定値に近いことに非常に確信がある.
中等度の質：効果推定値に中等度の確信がある：真の効果は効果推定値に近い可能性が高いがかなり異なる可能性がある.
低い質：効果推定値に対する確信は限られている：真の効果は効果推定値とかなり異なるかもしれない.
非常に低い質：効果推定値にほとんど確信が持てない：真の効果はかなり異なる可能性がある.

解説脚注

Comparator	Risk Ratio(95% CrI)	Risk Ratio(95% CrI)
Placebo		1.05 (0.21 to 5.04)
Alendronate		0.40 (0.08 to 1.50)
Calcitonin		0.34 (0.01 to 5.28)
Etidronate		0.31 (0.07 to 1.27)
Risedronate		0.18 (0.01 to 1.38)
Teriparatide		0.61 (0.17 to 2.08)
Zoledronic acid		0.52 (0.08 to 2.70)

0.1　1　5

Favors comparator　　Favors placebo + calcium + vitamin D

14 小児に対する
グルココルチコイド誘発性骨粗鬆症の
予防と治療は？

推奨

小児のグルココルチコイド誘発性骨粗鬆症（GIOP）には，ビスホスホネート製剤の使用を提案する.　　　　　□ エビデンスレベル：D　□ 推奨度：2　□ 同意度：8.0

■ 文献抽出過程

　　PubMed，医中誌を用いて，小児のステロイド骨粗鬆症に対する治療について文献検索を行い，抽出された13論文のうち，基礎研究や症例報告，総説など5論文が除外された. 残った8論文は，ランダム化比較試験（RCT），非ランダム化比較試験（NRCT），後ろ向き研究に関して報告しているが，小児のエビデンスは乏しいと判定された. その他，後ろ向き観察研究も安全性の評価なども参考とした.

■ 背　景

　　小児のグルココルチコイド誘発性骨粗鬆症（GIOP）の治療についてはエビデンスが乏しく，診療ガイドラインとして推奨しにくい面があるが，小規模のRCTも報告され，エビデンスレベルとして推奨度2（提案）として推奨文を作成した.

解　説

　　Ward LMらは，ゾレドロン酸の経静脈投与の有効性，安全性を小児のGIOPで検証している.

> 試験デザイン：多施設，二重盲検，phase 3.
> 対象：5~17歳の小児.
> 投与法：ゾレドロン酸 0.05 mg/kg 6ヵ月ごと（12ヵ月まで）.
> 主要評価項目：腰椎骨密度のZスコア（LSBMDZ：lumbar spine BMD z score），
> 　そのほかに骨折頻度と安全性も評価対象としている.
> 参加者数：34人.
> 平均年齢：12.6歳. 全例，椎体骨折歴あり.

　　18人がゾレドロン酸群となったが，LSBMDZは−2.13±0.79から−1.49±1.05に増加した（一方，プラセボ群では−2.38から−2.27であり，その差は有意で，95％信頼

区間〔CI〕: 0.02-0.81, *p*=0.04). しかし, 身長の Z スコアで補正すると, その差は 0.27-1.2 となり, 有意とはいえなかった. 2 例のプラセボ群で新しい骨折を認めたが, ゾレドロン酸群では骨折はなかった. 有害事象はゾレドロン酸群で 83% に認められたが, そのほとんどが初回の経静脈投与 (infusion) に伴うものであった. プラセボ群では有害事象は 75% で認められた. 重篤な有害事象は認められず, 治療中断はなかった[1].

Rooney M らは, リセドロネートの有効性, 安全性をリウマチ性疾患罹患小児の GIOP と消化器系疾患に関連した骨減少症 (GI-osteopenia) の症例で検証している.

試験デザイン: 多施設, 二重盲検, 3 群間の比較試験.

対象: リウマチ性疾患で GC 投与中の小児.

投与法: リセドロネート群は 69 人 (11 人脱落) 1 mg/kg/週 (最大 35 mg), プラセボ群は, 71 人 (4 人脱落), アルファカルシドール群は 77 人 (7 人脱落) 15 ng/kg/日. 全員カルシウム 500 mg, ビタミン D 400 U/日の補充を行っている.

主要評価項目: LSBMDZ, そのほかに骨折頻度と安全性も評価された.

参加者数: 217 人.

平均年齢: 12.0 or 12.1 歳.

リセドロネート群では, LSBMDZ は−0.99±1.19 から 0.238 増加したのに対して, アルファカルシドール群では−0.96 から−0.088 変化, プラセボ群では−1.15 から−0.036 変化した. 新しい骨折はすべての群で見られ, 頻度に差はなかった (n=2~5). 有害事象, 重篤な有害事象ともに差はなかった[2].

Noguera A らは, 経静脈的にパミドロネートを投与された 10 例の関節リウマチ性疾患の小児を対象とした後ろ向き研究を行っている. LSBMDZ が 7 人で増加した. 骨折は認められなかった[3]. Nasomyont N らは, 経静脈的にパミドロネートあるいはゾレドロン酸を投与された 123 人小児に対する 7 年間の後ろ向き研究を行っている. GIOP は 29 人で, その他, 原発性あるいは二次性の骨粗鬆症罹患児が対象. 治療 1 年後に, LSBMDZ は有意に増加した. 468 患者年 patient yeas で顎骨壊死, 非定型大腿骨骨折ともに認められなかった[4].

Lim A らは, 経静脈的にゾレドロン酸を投与された 13 年間の 309 人小児に対する後ろ向き研究を行っている. GIOP は 27 人で, その他, 原発性あるいは二次性の骨粗鬆症罹患児が対象. BMD の変化を 1 年間観察された 11 人の GIOP で, LSBMDZ が 1.0 増加したが *p* 値は 0.077 であった[5].

Brown JJ らは, 経静脈的パミドロネート治療の有効性, 安全性を小児の GIOP で検証している.

試験デザイン: 4 年間, 前向き RCT.

対象: 小児.

投与法：パミドロネート 1 mg/kg/3 ヵ月投与.

主要評価項目：LSBMDZ.

参加者数：12 人. そのうち 5 例がパミドロネート群.

LSBMDZ は 8.76%/年の増加があったが，天然型ビタミン D とカルシウム補充群で 6.6%/年の増加を認め，その差は有意ではなかった[6].

Inoue Y らは，経口アレンドロネート治療の有効性，安全性を小児で検証している.

試験デザイン：比較試験，横断研究.

対象：リウマチ疾患小児.

投与法：約 1 mg/kg/週（25.4 mg/m^2）.

主要評価項目：LSBMDZ.

参加者数：39 人（Z スコアが正常な児も含まれる）.

3 ヵ月の GC 使用で 56% に骨塩量の低下を認めたが，アレンドロネート投与群は，この低下を有意に抑制した[7].

Inoue Y らは，経静脈的アレンドロネートの有効性，安全性を小児の GIOP で検証. 5 人の投与群と 6 人の無治療群の 1〜2 年の観察研究を行っている.

試験デザイン：観察研究.

対象：リウマチ疾患小児.

投与法：5 mg. 3 ヵ月ごと投与.

主要評価項目：大腿骨頸部 BMD.

参加者数：11 人.

無治療群では 1 年で有意に大腿骨頸部の BMD が低下したのに対し，投与群では，減少しなかった. その結果，大腿骨頸部の BMD は治療群で，無治療群より有意に高値となった[8].

科学的根拠のまとめ

GC の骨代謝に及ぼす影響としては，一般的に骨吸収の促進と骨形成の抑制がいわれている. GC は，腸管でのカルシウムの吸収を抑制し，腎におけるカルシウムの排泄を促進するので，生体のカルシウムバランスは負となり，副甲状腺ホルモンの分泌を促す. GC は，また，オステオカルシンやコラーゲンの合成を阻害し，骨芽細胞の機能を直接的に阻害する. 骨細胞のアポトーシス誘導作用も報告されている. 成長期は相対的にカルシウムの必要量は多く，GC の骨代謝への影響は大きい. 一方，小児期は成長期であり，骨形成が盛んで，多発性の椎体骨折の治癒例も報告されており，成人とは同列には扱えないとも考えられる. また，一般的に先天性の副腎機能不全症における GC の補充療法においては，薬理的というより生理的量を用いているということから，骨代謝への影響が

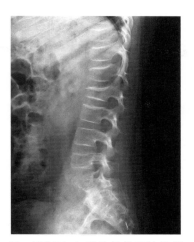

**図　GIOPにおける椎体圧迫骨折
（自験例）**
難治性ネフローゼ症候群患者に長期GCを
投与した際に見られた複数の椎体圧迫骨折.

重大とは考えられていない．薬理量のGCが使用される若年性特発性関節炎などの自己免疫疾患，膠原病，ネフローゼ症候群，血液悪性疾患，気管支喘息，炎症性腸疾患などにおいて，GIOPが問題となりうる（図）．さらに，小児期のGC治療においては，骨粗鬆症とともに成長障害も大きな問題となる．現在のところ，GC投与による成長障害に対しては，GCの減量，中断（他の製剤への切り替え）が対処法である．

文　献

1) Ward LM, Choudhury A, Alos N, et al.：Zoledoronic Acid vs Placebo in Pediatric Glucocorticoid-induced Osteoporosis：A Randomized, Double-blind, Phase 3 Trial. J Clin Endocrinol Metab, 106：e5222-e5235, 2021.

2) Rooney M, Bishop N, Davidson J, et al.；British Society for Paediatric and Adolescent Rheumatology UK：The prevention and treatment of glucocorticoid-induced osteopaenia in juvenile rheumatic disease：A randomised double-blind controlled trial. EClinicalMedicine, 12：79-87, 2019.

3) Noguera A, Ros JB, Pavia C, et al.：Bisphosphonates, a new treatment for glucocorticoid-induced osteoporosis in children. J Ped Endocrinol Metab, 16：529-536, 2003.

4) Nasomyont N, Hornung LN, Gordon CM, et al.：Outcomes following intravenous bisphosphonate infusion in pediatric patients：A 7-year retrospective chart review. Bone, 121：60-67, 2019.

5) Lim A, Simm PJ, James S, et al.：Outcomes of Zoledronic Acid Use in Paediatric Conditions. Horm Res Paediatr, 93：442-452, 2020.

6) Brown JJ, Zacharin MR：Attempted randomized controlled trial of pamidronate versus calcium and calcitriol supplements for management of steroid-induced osteoporosis in children and adolescents. J Paediatr Child Health, 41：580-582, 2005.

7) Inoue Y, Mitsunaga K, Yamamoto T, et al.：Early use of alendronate as a protective factor against the development of glucocorticoid-induced bone loss in childhood-onset rheumatic diseases：a cross-sectional study. Pediatr Rheumatol Online J, 16：36, 2018.

8) Inoue Y, Shimojo N, Suzuki S, et al.：Efficacy of intravenous alendronate for the treatment of glucocorticoid-induced osteoporosis in children with autoimmune diseases. Clin Rheumatol, 27：909-912, 2008.

高齢者に対する グルココルチコイド誘発性骨粗鬆症の 予防と治療は？

推 奨

高齢者では骨折予防および治療のためにグルココルチコイド（GC）投与と同時に骨粗鬆症治療薬の介入を推奨する． □ エビデンスレベル：D □ 推奨度：1 □ 同意度：8.1

■ 文献抽出過程

　　PubMed，医中誌のデータベースを用いて高齢者のグルココルチコイド誘発性骨粗鬆症（GIOP）の特徴について記載された文献の検索を行った．抽出された40文献を対象としたがタイトルとアブストラクトによるスクリーニングを行ったところ，65歳以上の高齢者に限ったGIOPを対象とした文献は見つけられなかった．ランダム化比較試験（RCT）および非ランダム化比較試験（NRCT）も抽出されず，コホート研究や大規模横断研究およびわが国における疫学調査や患者統計結果，さらに海外のGIOPのガイドラインを総合しnarrative reviewとして記載した．

■ 背 景

　　2020年度におけるわが国の人口における65歳以上の高齢者が占める割合は28.8%であり，年々高齢化率は高まっている．これに伴い原発性骨粗鬆症を有する患者が増える一方，何らかの疾患に対してGCを投与されている高齢者も増加していると考えられる．こうした高齢者は原発性骨粗鬆症に加えてGIOPのリスクも伴い，骨折をきたす危険性がますます高まる．2014年版の『ステロイド性骨粗鬆症の管理と治療ガイドライン』では，経口GCを3ヵ月以上使用中もしくはその予定であり，65歳以上であれば既存骨折がなくとも，またGCの服用量や骨密度にかかわらず骨粗鬆症薬治療を推奨している[1]．

解 説

　　加齢とGC服用はそれぞれ独立した骨粗鬆症および骨折の危険因子である．わが国での住民コホート研究によると，骨粗鬆症の有病率は男性では60歳代7.0%，70歳代22.3%，80歳代以上では13.0%，女性では60歳代22.2%，70歳代42.9%，80歳代以上では65.1%と高齢に伴い高率になる傾向がある[2]．こうした高齢者が何らかの疾患の治療目的にGCを服用すればさらに骨粗鬆症の頻度は高まり骨折リスクは上昇す

る．宗圓らの国内データベースを用いたコホート研究では，現行の GIOP ガイドラインにてリスクスコア 3 点以上の骨粗鬆症薬を必要とされ，担癌患者を除く成人の平均年齢は約 67 歳であり，65 歳以上の占める割合は 68.7％であった[3]．また GC 投与から 1 年後に 65 歳以上の高齢者の骨折率は 65 歳未満に比して少なくとも 4 倍高くなるとの報告もある[4]．GIOP では GC 投与早期から骨代謝に影響を及ぼし骨折リスクが高まるため高齢者では早くから骨折予防目的の薬剤介入が必要である．

英国の GIOP ガイドラインでは，70 歳以上の高齢者は GC 投与後ただちに骨粗鬆症治療薬を開始することを強く推奨している[5]．他の海外のガイドラインにおいても GC を 3 ヵ月以上投与もしくは投与予定の閉経後女性あるいは 50 歳以上の男性には薬剤介入するよう勧めている[6-9]．わが国でも 2014 年の『ステロイド性骨粗鬆症の治療と管理ガイドライン』にて，GC を投与する 65 歳以上の高齢者に対しては既存骨折の有無や GC 投与量および骨密度にかかわらずに骨粗鬆症薬投与を開始すべきと明示されている．これは国内の複数のコホート研究において骨折を予測する因子をカテゴリー化する過程で，50 歳未満をリファレンスとして 65 歳以上では骨折ハザード比が 2.108 倍（95％信頼区間［CI］：1.214-3.660）と高かったという結果がその根拠である[1]．

高齢者への GC 投与にあたってはそのメリットとデメリットを十分に勘案し必要最低限の量をなるべく短期間に限って使用するよう努めるべきである．しかし，高齢者ではしばしば他剤での代替が困難であり GC を使用せざるを得ないことがある．また，長期間にわたり GC を服用している場合では，副腎機能が衰えてしまい GC の漸減・中止が困難にもなる．そのため GC の服用期間が長期化し累積量が増えることから GIOP による骨折リスクがいっそう高まる．ひとたび骨折をきたすと骨折が連鎖するリスクが高まることはもとより，高齢者では骨折後の回復は遅く，筋力低下や関節可動域制限など運動器障害が遷延しフレイルに陥りやすくなる．加えて，GC による筋萎縮によって高齢者では転倒のリスクが高まるため骨折の危険性をいっそう増大させる[10]．したがって，GC 使用下の高齢者では GC 投与と同時に骨粗鬆症治療薬を開始すべきであり，1 次予防としての薬剤介入が重要である．

さらに，高齢者の GIOP 治療に際して以下の点に注意すべきである．

▶大腿骨近位部骨折を予防する薬剤を選択する

一般的に骨粗鬆症による脆弱性骨折では 60 歳以降に椎体骨折の出現が増え，70 歳以降になると大腿骨近位部骨折の発生率が指数関数的に上昇する[11]．GIOP では海綿骨優位な腰椎の骨密度の低下が著しく腰椎骨折の頻度が高いとされるが，70 歳を超えるとさらに大腿骨近位部骨折のリスクが高まる．GC を服用している高齢者では当然のことながら GIOP のみならず加齢に伴う骨粗鬆症の要素も大きくなるということである．大

腿骨近位部骨折は歩行が困難となり身体活動性を著しく低下させ，特に高齢者では不可逆的に生活の質を大きく損なわせるため，これを抑制しうる薬剤を可能な限り選択すべきである．したがって，GC 服用の高齢者への骨粗鬆症治療にあたっては GIOP でのエビデンスがたとえ不十分であっても，原発性骨粗鬆症に対して有効性が示されている薬剤，特に大腿骨近位部骨折の抑制効果のある薬剤も選択肢になりうる．高齢者では，しばしば著しく腎機能が低下していることがあるため，骨粗鬆症治療薬を選ぶ際には注意を要する．

▶ビタミン D の充足と高カルシウム血症のモニタリング

多くの骨粗鬆症治療薬の臨床研究における効果は，十分なビタミン D（VD）とカルシウム（Ca）の補充下で示されたものである．加齢とともに VD は不足し欠乏する傾向にあるといわれる[12]．したがって，患者の血中 25-ヒドロキシビタミン D（25（OH）D）を測定し VD の充足状況を把握し，必要に応じて VD を補充することは重要である．その際，腎障害を伴う患者では活性型 VD を投与することが望まれるが，これによる高 Ca 血症や高 Ca 尿症の出現には十分注意し，血清 Ca 値（低アルブミン血症であれば補正 Ca 値）や尿 Ca/Cr 比を随時チェックする．

▶骨吸収抑制剤による副作用（顎骨壊死，非定型大腿骨骨折）の出現に注意

ビスホスホネート製剤やデノスマブでは，顎骨壊死や非定型大腿骨骨折といった重篤な副作用が稀ではあるが起こりうる．これらは加齢や GC 服用（特に長期投与）で発生率が高まるとの報告がある[13, 14]．こうした薬剤を投与する高齢者では，顎骨壊死予防のために現在の歯科治療の内容や今後の予定を確認し，口腔内衛生を保つよう指示するとともに，歯科医との連携も重要である．また，鼠径部から大腿部にかけて疼痛の訴えがある場合には非定型大腿骨骨折も疑い X 線検査を行うようにする．

▶多剤投与やアドヒアランスへの配慮

高齢者では複数の疾患を有し，しばしば多くの薬剤を服用している．同種同効薬の重複や他剤との相互作用のある薬剤の処方がないように他科の主治医にも服薬内容を共有できるようにすることが重要である．特に，骨粗鬆症治療に注射薬を用いている場合にはお薬手帳にその薬剤名や投与日を記載するなどの工夫が必要と考える．骨粗鬆症性骨折が健康寿命を短縮させるとの認識から骨折予防のための薬物療法の重要性を患者に理解してもらい治療が継続できるよう指導する．アドヒアランスに問題があれば，服用間隔や投与経路を見直し継続可能な薬剤を選択することも重要である．

科学的根拠のまとめ

　　高齢者を 65 歳以上とすると，この対象における GIOP の管理と治療の指針の根拠を示した上で明示したものは検索した限りでは，わが国の『ステロイド性骨粗鬆症の管理と治療ガイドライン：2014 年改訂版』のみであった．国内の複数のコホート研究をもとに 50 歳未満をリファレンスとして 65 歳以上では骨折ハザード比が約 2 倍高いとの結果から，GC を投与する 65 歳以上の高齢者に対しては既存骨折の有無や GC 投与量および骨密度にかかわらずに骨粗鬆症治療薬の投与を開始すべきとしている．高齢者では骨粗鬆症の有病率が高まり骨折のリスクが上昇することは明らかである．さらに GC 投与によりいっそう骨脆弱性が高まるため，特に高齢者の GIOP には早期からの積極的な対応が必要である．GC を 3 ヵ月以上の投与する場合には，個々の高齢者の背景や特性を考慮した上で，可能な限り骨粗鬆症治療薬の介入を推奨する．

文　献

1) Suzuki Y, Nawata H, Soen S, et al.：Guidelines on the management and treatment of glucocorticoid-induced osteoporosis of the Japanese Society for Bone and Mineral Research：2014 update. J Bone Miner Metab, 32：337-350, 2014.

2) Yoshimura N, Muraki S, Oka H, et al.：Prevalence of knee osteoarthritis, lumbar spondylosis, and osteoporosis in Japanese men and women：the research on osteoarthritis/osteoporosis against disability study. J Bone Miner Metab, 27：620-628, 2009.

3) Soen S, Kaku M, Okubo N, et al.：Epidemiology of glucocorticoid-induced osteoporosis and management of associated fracture risk in Japan. J Bone Miner Metab, 39：1019-1030, 2021.

4) Soen S, Kaku M, Okubo N, et al.：Fracture risk associated with glucocorticoid-induced osteoporosis in Japan. J Bone Miner Metab, 40：636-647, 2022.

5) Gregson CL, Armstrong DJ, Bowden J, et al.：UK clinical guideline for the prevention and treatment of osteoporosis. Arch Osteoporos, 17：58, 2022.

6) Lekamwasam S, Adachi JD, Agnusdei D, et al.；Joint IOF-ECTS GIO Guidelines Working Group：A framework for the development of guidelines for the management of glucocorticoid-induced osteoporosis. Osteoporos Int, 23：2257-2276, 2012.

7) Hoes JN, Jacobs JW, Boers M, et al.：EULAR evidence-based recommendations on the management of systemic glucocorticoid therapy in rheumatic diseases. Ann Rheum Dis, 66：1560-1567, 2007.

8) Herath M, Langdahl B, Ebeling PR, et al.：Challenges in the diagnosis and management of glucocorticoid-induced osteoporosis in younger and older adults. Clin Endocrinol (Oxf), 96：460-474, 2022.

9) Leipe J, Holle JU, Weseloh C, et al.：German Society of Rheumatology recommendations for management of glucocorticoid-induced osteoporosis. Z Rheumatol, 80：49-63, 2021.

10) Sato AY, Richardson D, Cregor M, et al.：Glucocorticoids Induce Bone and Muscle Atrophy by Tissue-Specific Mechanisms Upstream of E3 Ubiquitin Ligases. Endocrinology, 158：664-677, 2017.

11) Orimo H, Yaegashi Y, Onoda T, et al.：Hip fracture incidence in Japan：estimates of new patients in 2007 and 20-year trends. Arch Osteoporos, 4：71-77, 2009.

12) Tamaki J, Iki M, Sato Y, et al.：Total 25-hydroxyvitamin D levels predict fracture risk：results from the 15-year follow-up of the Japanese Population-based Osteoporosis (JPOS) Cohort Study. Osteoporos Int, 28：1903-1913, 2017.

13) Ruggiero SL, Dodson TB, Fantasia J, et al.；American Association of Oral and Maxillofacial Surgeons：American Association of Oral and Maxillofacial Surgeons position paper on medication-related osteonecrosis of the jaw--2014 update. J Oral Maxillofac Surg, 72：1938-1956, 2014.

14) Black DM, Geiger EJ, Eastell R, et al.：Atypical Femur Fracture Risk versus Fragility Fracture Prevention with Bisphosphonates. N Engl J Med, 383：743-753, 2020.

妊娠可能年齢の女性に対する グルココルチコイド誘発性骨粗鬆症の 予防と治療は？

推 奨

①グルココルチコイド（GC）使用予定および使用中の妊娠可能年齢の女性に対して，わが国の骨粗鬆症の予防と治療のガイドラインに準じて日常生活指導・栄養指導を行うことを推奨する． □ エビデンスレベル：D □ 推奨度：1 □ 同意度：8.3

②妊婦・授乳婦に対し，グルココルチコイド誘発性骨粗鬆症（GIOP）の治療目的でビスホスホネート製剤・抗 RANKL 抗体・PTH1 受容体作動薬を投与しないことを推奨する． □ エビデンスレベル：D □ 推奨度：4 □ 同意度：8.3

■ 文献抽出過程

　　PubMed，Scopus の各データベースを用いて，妊娠可能年齢の女性に対する GIOP の予防と治療についての文献検索を行い，基礎研究や症例報告などを除いた 11 文献を抽出した．これらのうち，椎体骨折に関する総論や和文総説を除く 8 件の総説・勧告・ガイドラインの内容を参照しながら，さらにそれらの中で言及された，閉経前女性をサブグループとして解析しているランダム化比較試験（RCT）4 件，および日本薬局方における記述 3 件に基づき，本 CQ を narrative review として記載した．

■ 背 景

　　妊娠可能年齢の女性は一般的に脆弱性骨折の低リスク集団である．そのため，GC を長期間投与された女性は，同年齢の女性に比べて非常に高い骨折リスクを有することになるため，健康な生活習慣を維持するとともに，薬物治療についても検討する必要がある．一方で，GIOP に対して一般的に用いられるビスホスホネート薬・デノスマブ・副甲状腺ホルモン薬はいずれも，生殖能を有する者・妊婦・授乳婦への使用については慎重を期す必要がある．

解 説

▶妊娠可能年齢女性の GIOP 予防について

　　後述のように，生殖能を有する者・妊婦・授乳婦の GIOP に対する薬物の使用につ

いては慎重を期す必要があるため，予防のために健康な生活習慣を維持することが他の集団以上に重要である．カルシウム・ビタミン D の摂取や適度な荷重運動，また節酒や禁煙を励行する．ただし，これらがこの集団における GIOP 予防に有効であることを示すエビデンスはない．

▶妊娠可能年齢女性の GIOP に対するビスホスホネート薬の使用について

エチドロン酸二ナトリウム錠の添付文書には，生殖能を有する者について「妊娠する可能性のある女性へは，治療上の有益性が危険性を上回ると判断される場合にのみ投与すること」，妊婦について「妊婦又は妊娠している可能性のある女性には投与しないこと」，授乳婦について「治療上の有益性及び母乳栄養の有益性を考慮し，授乳の継続又は中止を検討すること」と記述されている[1]．生殖能を有する者についての記述は「ビスホスホネート系薬剤は骨基質に取り込まれた後に全身循環へ徐々に放出される」「全身循環への放出量はビスホスホネート系薬剤の投与量・期間に相関する」「ビスホスホネート系薬剤の中止から妊娠までの期間と危険性との関連は明らかではない」ことを，妊婦についての記述は「ラットにおける器官形成期投与試験において，高用量で胎児の骨格異常の発生が報告されている」ことを，授乳婦についての記述は「動物実験で母乳中へ移行すること」を，それぞれの根拠としている．アレンドロン酸ナトリウム，リセドロン酸ナトリウム，ミノドロン酸水和物，イバンドロン酸ナトリウム水和物，ゾレドロン酸水和物の添付文書にもほぼ同様の記述がある．これら動物実験の結果はヒトですべて再現されているわけではないが，妊婦・授乳婦に対するビスホスホネート薬の使用は原則的に禁忌である．

「生殖能を有する者」は，「閉経前女性」に含まれる．この集団の GIOP に特化した研究はないが，GIOP に対する大規模臨床研究のサブ解析によって，アレンドロン酸ナトリウム錠とリセドロン酸ナトリウム錠の骨密度維持効果は閉経前女性においても他の集団と差がないことが明らかにされている[2,3]．ただし，閉経前女性の数が少ないために骨密度維持効果はプラセボとの間に差がなく，またこの集団において骨折発生頻度が少ないため，これらのビスホスホネート薬に骨折予防効果があるかどうかは評価できない．なおゾレドロン酸水和物注射液とリセドロン酸ナトリウム錠の GIOP に対する比較試験の閉経前女性に関するサブ解析では，腰椎骨密度への効果は両者で有意差なく，大腿骨密度への効果はゾレドロン酸水和物注射液で有意に高かった[4]．

閉経前女性がどのような条件を満たした時にビスホスホネート薬の使用が正当化されるのかを決定する情報は現時点ではない．米国リウマチ学会（ACR）の 2017 年ガイドラインでは，妊孕性を有する骨折リスク中等度・高度の女性では，生活習慣の改善を測った上で，第一選択をビスホスホネート薬経口剤として治療を行うべきであり，またビスホスホネート薬注射剤は予期せぬ妊娠時の影響に関する研究が十分ではないため他の治療

が不適切な場合のみ検討する，としている[5]．上述のエビデンスを考慮すると，アレンドロン酸ナトリウム錠とリセドロン酸ナトリウム錠が治療薬の候補となる．

ビスホスホネート薬経口剤を使用する場合にも，避妊を指導し，また妊娠を希望した場合には速やかに投与を中止する．使用するビスホスホネート薬経口剤として，なるべくハイドロキシアパタイトとの結合能が低く半減期が短い製剤を選択するべきだという考え方があり，上述の2薬の中ではリセドロン酸ナトリウム錠がこれに該当するが，これを支持する研究は十分ではない．

▶妊娠可能年齢女性のGIOPに対するデノスマブの使用について

デノスマブ注の添付文書には，生殖能を有する者について「本剤投与中及び最終投与後一定期間は適切な避妊法を用いるよう指導すること」，妊婦について「妊婦又は妊娠している可能性のある女性には投与しないこと」，授乳婦について「治療上の有益性及び母乳栄養の有益性を考慮し，授乳の継続又は中止を検討すること」と記述されている[6]．妊婦についての記述は「サルに妊娠20日から分娩時まで本剤を皮下投与した結果，死産の増加，出生時の分娩後死亡の増加，骨・歯の異常，末梢リンパ節の欠損が認められた」ことを，授乳婦についての記述は「本剤のヒト乳汁中への移行は不明であるが，ヒトIgGは乳汁中に移行することが報告されている」ことを，それぞれの根拠としている．上述の動物実験の結果はヒトですべて再現されているわけではないが，妊婦・授乳婦に対するデノスマブの使用は原則的に禁忌である．

ACRの2017年ガイドラインでは，妊孕性を有する骨折リスク中等度・高度の女性では，デノスマブは予期せぬ妊娠時の影響に関する研究が十分ではないため他の治療が不適切な場合のみ検討する，としている[5]．

▶妊娠可能年齢女性のGIOPに対するテリパラチドの使用について

テリパラチド（遺伝子組換え）注射剤の添付文書には，生殖能を有する者について「妊娠する可能性のある女性には，治療上の有益性が危険性を上回ると判断される場合にのみ投与すること」「また，本剤投与期間中は有効な避妊を行うよう指導すること」，妊婦について「妊婦又は妊娠している可能性のある女性には投与しないこと」，授乳婦について「投与しないこと」と記述されている[7]．妊婦についての記述は「ウサギでは妊娠によって毒性が強く発現するとともに胎児毒性がみられ，マウスでは胎児の骨格変異又は異常のわずかな増加，ラットでは出生時の体重増加抑制及び自発運動量の低下が認められている」こと，授乳婦についての記述は「本剤がヒト乳汁中へ移行するかどうかは不明である」ことを，それぞれの根拠としている．注射用テリパラチド酢酸塩の添付文書もほぼ同様の記述である．上述の動物実験の結果はヒトですべて再現されているわけではないが，妊婦・授乳婦に対する副甲状腺ホルモン薬の使用は原則的に禁忌である．

　「生殖能を有する者」は，「閉経前女性」に含まれる．この集団のステロイド性骨粗鬆症に特化した研究はないが，GIOP に対する大規模臨床研究のサブ解析によって，テリパラチド（遺伝子組換え）注射剤の骨密度増加効果は閉経前女性においてもアレンドロン酸ナトリウムより大きいことが明らかにされている[8]．ただし，この集団において骨折発生頻度が少ないため，骨折予防効果においてテリパラチド（遺伝子組換え）注射剤がアレンドロン酸ナトリウムより優れているかどうかは評価できない．

　ACR の 2017 年ガイドラインでは，妊孕性を有する骨折リスク中等度・高度の女性では，生活習慣の改善を測ったうえで，ビスホスホネート薬経口剤に続く第二選択としてテリパラチドによる治療を行うべきであるとしている[5]．

科学的根拠のまとめ

　妊娠可能年齢女性の GIOP のみを対象とした分析的疫学研究や RCT・NRCT は現時点では公表されていない．そのため本 CQ の記述を支持する科学的根拠には乏しい．やむを得ず，閉経前女性をサブグループとして解析している RCT4 件，および日本薬局方における記述 3 件に基づき，各種総説・勧告・ガイドラインを参照しながら本 CQ を作成した．予防のために健康な生活習慣を維持することは推奨度 1，妊婦・授乳婦には原則として薬物治療を行わないことを推奨する，すなわち推奨度は 4 であるが，いずれもエビデンスレベルは D である．妊孕性を有する骨折リスク中等度・高度の女性に対して薬物治療を行う際には，ビスホスホネート薬経口剤を第一選択，テリパラチドを第二選択とするよう本文中に記載した．

文　献

1) 日本薬局方 エチドロン酸二ナトリウム錠 ダイドロネル® 錠 200 添付文書. 2021 年 7 月改訂（第 2 版），2021.

2) Saag KG, Emkey R, Schnitzer TJ, et al.：Alendronate for the prevention and treatment of glucocorticoid-induced osteoporosis. Glucocorticoid-Induced Osteoporosis Intervention Study Group. N Engl J Med, 339：292-299, 1998.

3) Cohen S, Levy RM, Keller M, et al.：Risedronate therapy prevents corticosteroid-induced bone loss：a twelve-month, multicenter, randomized, double-blind, placebo-controlled, parallel-group study. Arthritis Rheum, 42：2309-2318, 1999.

4) Roux C, Reid DM, Devogelaer JP, et al.：Post hoc analysis of a single IV infusion of zoledronic acid versus daily oral risedronate on lumbar spine bone mineral density in different subgroups with glucocorticoid-induced osteoporosis. Osteoporos Int, 23：1083-1090, 2012.

5) Buckley L, Guyatt G, Fink HA, et al.：2017 American College of Rheumatology Guideline for the Prevention and Treatment of Glucocorticoid-Induced Osteoporosis. Arthritis Rheumatol, 69：1521-1537, 2017.

6) デノスマブ（遺伝子組換え）注 プラリア® 皮下注 60 mg シリンジ 添付文書. 2021 年 7 月改訂（第 4 版），2021.

7) テリパラチド（遺伝子組換え）注射剤 フォルテオ® 皮下注キット 600 μg 添付文書. 2021 年 1 月改訂（第 2 版），2021.

8) Langdahl BL, Marin F, Shane E, et al.：Teriparatide versus alendronate for treating glucocorticoid-induced osteoporosis：an analysis by gender and menopausal status. Osteoporos Int, 20：2095-2104, 2009.

グルココルチコイド誘発性骨粗鬆症に伴う脆弱性骨折の外科的治療は？

推 奨

グルココルチコイド誘発性骨粗鬆症（GIOP）に起因する脆弱性骨折に対する外科的治療に関しては，原発性骨粗鬆症に準じた治療法を推奨する．

□ エビデンスレベル：D　□ 推奨度：1　□ 同意度：8.1

■ 文献抽出過程

　　PubMed，医中誌を用いて，GIOP に対する手術療法について文献検索を行ったが，抽出された論文はすべて症例報告や総説であり，GIOP に特異的なものは見出せなかった．本 CQ では一般的な脆弱性骨折に対する手術治療を解説する．

■ 背　景

　　GIOP 患者においては海綿骨のみならず皮質骨の脆弱性も存在するため骨密度の低下以上に骨折のリスクは高く，また骨癒合が起こっても変形治癒などの後遺症を残す可能性は高くなる．高齢者の場合には長期固定や安静による褥瘡の発生や認知機能の低下，サルコペニアの悪化などが問題となる．サルコペニアはバランス力の低下を導くため易転倒性の原因ともなるので一層の注意が必要である．

　　骨粗鬆症を原因とする脆弱性骨折の代表は椎体圧迫骨折と大腿骨近位部骨折である．またこれ以外にも橈骨遠位端骨折，上腕骨近位部骨折などが主たる骨粗鬆症性骨折として挙げられる．以下でそれぞれの骨折に対する外科的治療を述べる．

解 説

▶椎体骨折

　　椎体骨折は骨粗鬆症性骨折の中で最も頻度が高いものの一つである．運動麻痺や膀胱直腸障害，高度の神経圧迫による強い疼痛などがなければ保存的治療がまず選択される．疼痛が強い急性期は安静と鎮痛薬投与などを行うが，過度の安静はサルコペニアや褥瘡などの原因となるため，可能であれば装具療法を併用しつつ，積極的にリハビリテーションを行うことが重要である．また重症な椎体骨折に対しては，近年椎体の海綿骨の骨密度を高め，骨折治癒を促進する可能性を期待して遺伝子組換えテリパラチド，あ

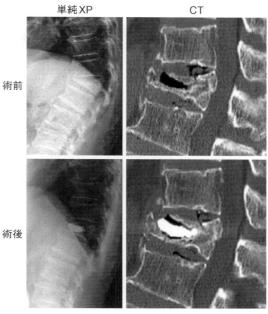

単純XP　　　　CT

術前

術後

図1　椎体骨折に対するballoon kyphoplasty

るいはテリパラチド酢酸塩が使用される頻度が増えている.

　骨折治癒の遷延や偽関節化が 10〜20%で見られるとされており，このような症例においては疼痛の持続や麻痺の進行など臨床症状に応じて外科的治療が行われることがある. 経皮的椎体形成術には局所麻酔下に経皮的に骨セメントを注入する percutaneous vertebroplasty（PVP；狭義の椎体形成術），セメント注入前にバルーンによって拡張を行うバルーン椎体形成術 balloon kyphoplasty（BKP）などがあるが，いずれにおいてもセメントの漏出による組織障害や神経損傷には注意する必要がある（図 1）. また神経症状のない椎体骨折に対する無作為前向き臨床試験において，椎体形成術が保存的治療に比べて長期的な有効性を提供しないとの報告もあり，その適応は慎重に行わなければならない[1]. 変形が高度な症例や不安定性を呈する症例に対しては instrumentation を使用した固定術も行われるが，GIOP においては海綿骨骨密度の低下のためスクリューの固定性が不良なことが多く，また隣接椎体障害のリスクも高いことから注意を要する. 骨癒合促進を期待して術前後にテリパラチドが用いられることも多いが，これについてはエビデンスレベルの高い研究はなく，また骨癒合が得られた後に治療を中止してしまうケースも多いため，問題となっている.

▶大腿骨近位部骨折

　大腿骨近位部骨折は代表的な骨粗鬆症性骨折であり，転倒など軽微な外傷によって

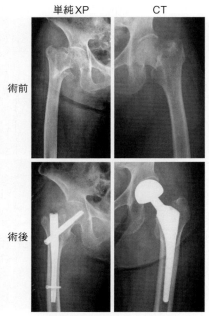

単純XP　　　　　　CT

術前

術後

図2　大腿骨近位部骨折に対する骨接合術と
　　　人工骨頭置換術

高齢者に発生することが多いが，GIOP 患者ではそれよりも若年層でも発生する．頻度が高いものとして転子部骨折と頸部骨折に分類することができる．治療としては，全身状態が不良であるなど特殊な場合を除いて外科療法が選択されることが多く，保存療法に比較して早期の外科療法は生命予後も良好であることが報告されている[2]．関節外骨折である転子部骨折は近位骨片への血流が保たれているため偽関節となるリスクは低く，髄外型・髄内型インプラントによる骨接合術の適応になる．一方関節内の骨折で骨片への血流が不十分な頸部骨折は人工骨頭置換術の適応になることが多い（図2）．特にGarden stage Ⅲ，Ⅳといった転位のある完全骨折では骨頭への血流が遮断されるため癒合率が悪く，骨頭壊死の発生率も高いため人工骨頭置換術の選択が推奨されている[3]．しかし若年者では頸部骨折であっても自己の骨組織温存を目的に cannulated cancellous screw やハンソンピンを用いた骨接合術が行われることも多い．

▶橈骨遠位端骨折

　転倒して手をついた際に受傷することが多い骨折である．原発性骨粗鬆症においては男性では加齢に伴う増加はなく，女性では 50 歳後半から増加するとされている．GIOP 患者における頻度は不明であるが，使用期間や使用量の増加によって橈骨骨密度の低下が生じるため，骨折リスクは高くなる．従来ギプス固定など保存的治療が選択されるこ

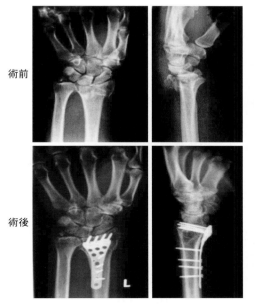

図3　橈骨遠位端骨折に対するプレート固定術

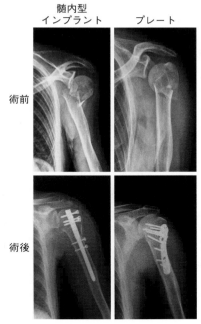

図4　上腕骨近位端骨折に対する髄内
　　　釘固定およびプレート固定術

とが多かったが，近年掌側ロッキングプレートの普及によって外科的治療の適応が広がった（図3）．プレート固定術は安定性に富んでおり，極めて優れた術後成績を有するが，屈筋腱の断裂などの合併症発生リスクを高めることも指摘されている[4]．

▶上腕骨近位部骨折

　　転倒などによる肩関節への直接外力によって生じることが多い．血流が豊富で骨癒合率も比較的良好な部位であるため保存的に治療されることも多かったが，ロッキングプレートや髄内型インプラントを用いた最少侵襲手術などが普及するに伴って外科的治療が選択されることが多くなっている（図4）．骨頭への血流が乏しいと考えられる，いわゆる4 part fracture に対しては人工骨頭置換術や人工肩関節置換術が選択されることも多い．近年リバース型人工肩関節置換術の症例も増加している．

▶その他の骨折・その他の治療

　　その他の GIOP における脆弱性骨折としては骨盤骨折や肋骨骨折が挙げられる．これらはいずれも保存的に治療されることがほとんどである．また補助的な治療法として低出力超音波パルス療法 low intensity pulsed ultrasound（LIPUS）が骨折治癒過程を

高めるために使用されることがある.

科学的根拠のまとめ

　GIOP 患者では骨折リスクが高いことから，外科的治療が必要になる可能性は高い．GIOP 患者に限定した外科的治療の頻度や治療成績に関する明瞭なエビデンスはないが，大腿骨近位部骨折をはじめとして適切な外科的治療が機能を改善することはガイドラインにも記載されており，これらに沿った治療法選択が重要である.

文　献

1) Boonen S, Wahl DA, Nauroy L, et al.；CSA Fracture Working Group of International Osteoporosis Foundation：Balloon kyphoplasty and vertebroplasty in the management of vertebral compression fractures. Osteoporos Int, 22：2915-2934, 2011.
2) Schmidt AH, Asnis SE, Haidukewych Gi, et al.：Femoral neck fractures. Instr Course Lect, 54：417-445, 2005.
3) 日本整形外科学会, 日本骨折治療学会 監 , 日本整形外科学会診療ガイドライン委員会，大腿骨頚部/転子部骨折診療ガイドライン策定委員会 編：大腿骨頚部/転子部骨折診療ガイドライン 改訂第 2 版. 南江堂, 2011 年.
4) Meyer C, Chang J, Stern P, et al.：Complications of distal radial and scaphoid fracture treatment. J Bone Joint Surg Am, 95：1517-1526, 2013.

索 引

MEMO

MEMO

グルココルチコイド誘発性骨粗鬆症の管理と
治療のガイドライン 2023

2023 年 8 月 1 日　1 版 1 刷　　　　　　　　© 2023
2023 年 9 月 1 日　　　　2 刷

編　者
一般社団法人日本骨代謝学会
グルココルチコイド誘発性骨粗鬆症の管理と治療の
ガイドライン作成委員会（委員長　田中良哉）

発行者
株式会社 南山堂　代表者 鈴木幹太
〒113-0034　東京都文京区湯島 4-1-11
TEL 代表 03-5689-7850　　www.nanzando.com

ISBN 978-4-525-23961-9